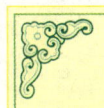

国医绝学百日通

耳穴按摩治百病

李玉波 翟志光 袁香桃 ◎ 主编

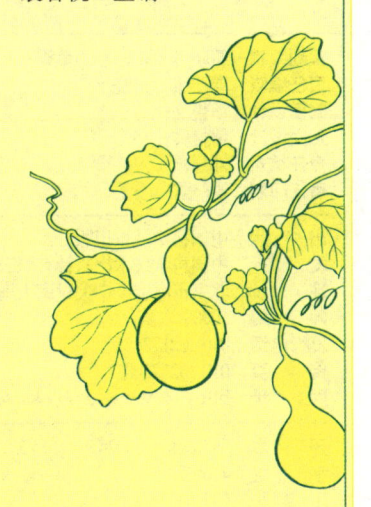

中国科学技术出版社
·北京·

图书在版编目（CIP）数据

耳穴按治百病/李玉波,翟志光,袁香桃主编.—北京：中国科学技术出版社,2025.2
（国医绝学百日通）
ISBN 978-7-5236-0766-4

Ⅰ.①耳… Ⅱ.①李… ②翟… ③袁… Ⅲ.①耳—穴位疗法 Ⅳ.①R245.9

中国国家版本馆CIP数据核字（2024）第098686号

策划编辑	符晓静 李洁 卢紫晔
责任编辑	曹小雅 王晓平
封面设计	博悦文化
正文设计	博悦文化
责任校对	邓雪梅
责任印制	李晓霖

出 版	中国科学技术出版社
发 行	中国科学技术出版社有限公司
地 址	北京市海淀区中关村南大街 16 号
邮 编	100081
发行电话	010-62173865
传 真	010-62173081
网 址	http://www.cspbooks.com.cn

开 本	787毫米×1092毫米 1/32
字 数	4100千字
印 张	123
版 次	2025 年 2 月第 1 版
印 次	2025 年 2 月第 1 次印刷
印 刷	小森印刷（天津）有限公司
书 号	ISBN 978-7-5236-0766-4/R·3282
定 价	615.00元（全41册）

（凡购买本社图书，如有缺页、倒页、脱页者，本社销售中心负责调换）

目录

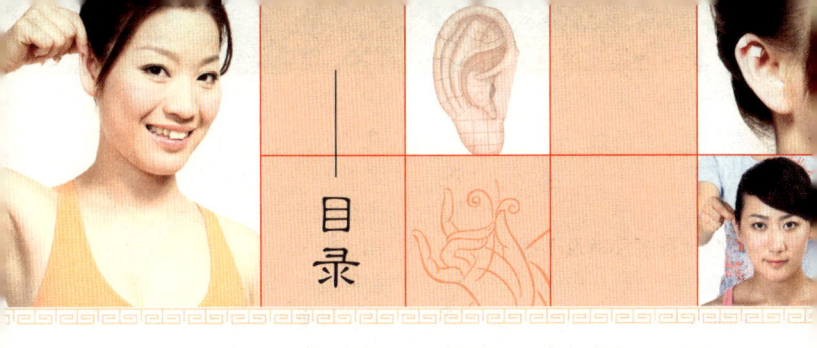

第一章　耳部保健，全身保健

按摩耳穴的功效与程序…… 2	耳部按摩养生操………… 19
认识耳朵………………… 3	耳部日常保健…………… 21
认识耳穴………………… 5	按摩禁忌与注意事项…… 25
观耳查健康……………… 7	哪些食物保养耳朵……… 27
耳部按摩方法…………… 15	

第二章　耳穴按摩治百病

□**呼吸系统疾病及不适**…… 29	慢性胆囊炎……………… 38
慢性支气管炎…………… 29	脂肪肝…………………… 39
支气管哮喘……………… 30	慢性腹泻………………… 40
慢性咽炎………………… 31	便秘……………………… 41
感冒……………………… 32	胃动力不足……………… 42
咳嗽……………………… 33	□**神经系统疾病及不适**…… 43
□**消化系统疾病及不适**…… 34	神经性头痛……………… 43
慢性胃炎………………… 34	坐骨神经痛……………… 44
消化不良………………… 35	失眠……………………… 45
食欲不振………………… 36	偏瘫……………………… 46
胃酸过多………………… 37	面瘫……………………… 47

胃肠神经官能症	48
神经衰弱	49
眩晕	50
□感觉系统疾病及不适	51
耳鸣	51
眼睛干涩	52
□运动系统疾病及不适	53
关节炎	53
腰肌劳损	54
下肢静脉曲张	55
颈椎病	56
肩周炎	57
骨质疏松症	58
小腿抽筋	59
落枕	60
足跟痛	61
□循环系统疾病及不适	62
高血压	62
心律失常	63
□内分泌、代谢性疾病及不适	64
糖尿病	64
高血脂	65
肥胖症	66
贫血	67
□性保健	68
更年期综合征	68
闭经	69
经前乳房胀痛	70

痛经	71
逆经	72
子宫肌瘤	73
崩漏	74
盆腔炎	75
子宫脱垂	76
不孕症	77
阳痿	78
遗精	79
性冷淡	80
早泄	81
肾保养	82
□孕产期保健	83
妊娠呕吐	83
胎位不正	84
产后少乳	85
产后尿频	86
□其他常见不适	87
胸闷	87
呕吐	88
自汗、盗汗	89
腰酸背痛	90
免疫力低下	91
疝气	92

第一章 耳部保健，全身保健

耳朵是人体重要的听觉器官，上面分布着比较丰富的神经、血管和淋巴等组织，并通过经络和神经与人体脏腑器官相联系。如果我们了解了耳朵的结构，掌握了耳部穴位和日常保健知识，同时每天坚持按摩耳部，便可达到通经活络、调理脏腑的功效。

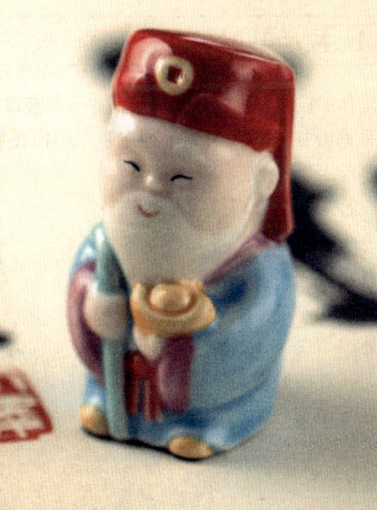

按摩耳穴的功效与程序

独特的耳部按摩功效

耳朵上分布着掌管五脏六腑的穴位，耳穴在耳郭上的分布有一定的规律。耳朵上不同的穴位对脏腑器官的保健和治疗作用各不相同。耳穴调理疾病具有操作简单、经济安全、副作用少、疗效好等特点，所以，我们要经常按摩耳部，以达到通经活络、保护脏腑的功效。

按摩耳部的程序

耳部按摩要遵循一定的程序，一般按摩要先左耳后右耳。操作前先将双手掌心搓热，然后双手握空拳，拇指在后，食指在前，沿耳郭从前向后，自上而下进行按摩。

通常的按摩顺序为：耳轮→耳舟→三角窝→对耳轮→耳甲艇→耳甲腔→耳轮脚及周围→对耳屏内外侧→耳屏内外侧→耳垂→耳背。

针对按摩者的不同需要，可以在耳朵适当的部位停留，反复进行按摩，以达到所需要的力度和功效。

最后，可反复搓揉耳郭数次，至耳郭发热。按摩后要适当补充水分，并用温水清洗耳郭。

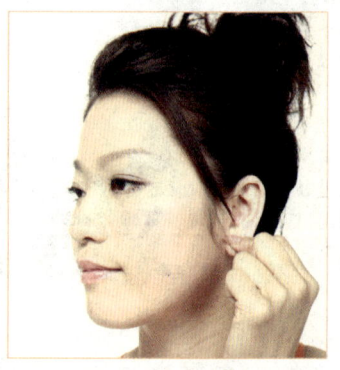

按摩耳朵，要先左耳后右耳，并且要食指在前，拇指在后

认识耳朵

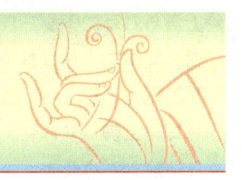

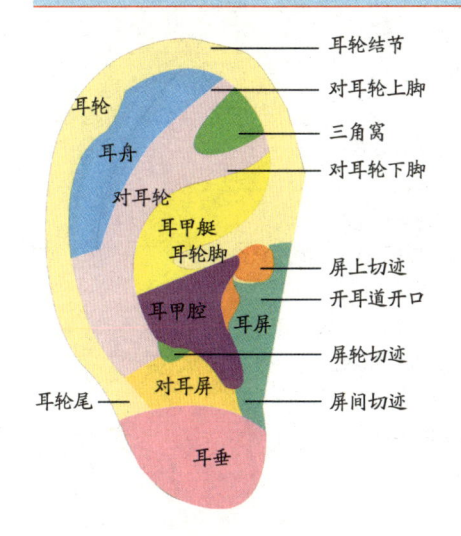

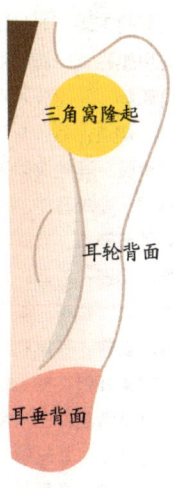

耳朵位于眼睛后面,具有辨别振动的功能,能将振动发出的声音转换成神经信号,然后传给大脑。在我们的大脑中,这些信号又被处理翻译成我们日常可以理解的词语、音乐和其他声音。

耳由外耳、中耳、内耳三部分构成,外耳包括耳郭和外耳道。我们通常讲的"耳朵",其实只是耳郭这一部分,有收集声音的作用。我们要想了解耳朵的按摩功效,首先就要认识耳朵上具体部位的名称及其位置。

◎ **耳轮结节**:位于耳轮后上方稍肥厚的结节状突起部分。

◎ **耳轮**:耳郭边缘向前卷曲的部分。

◎ **耳舟**:耳轮和对耳轮之间凹陷的部分。

◎ **对耳轮**:与耳垂相对,呈"γ"字形的隆起部分。由对耳轮体部、对耳轮上脚与对耳轮下脚三部分组成。

◎**对耳轮体部**：对耳轮下部呈上下走向的主体部分。

◎**耳轮尾**：耳轮下与耳垂相接无软骨的部分。

◎**对耳轮上脚**：对耳轮向上分支的部分。

◎**三角窝**：对耳轮上、下脚和耳轮包围起来的呈三角形的部分。

◎**对耳轮下脚**：对耳轮向前分支的部分。

◎**耳甲艇**：耳轮脚以上的耳甲部。

◎**耳轮脚**：耳轮伸入耳腔内的部分。

◎**屏上切迹**：耳屏与耳轮脚之间的凹陷处。

◎**耳甲腔**：耳轮脚以下的耳甲部。

◎**耳屏**：在外耳门前方呈瓣状的软骨隆起部分。

◎**外耳道开口**：在耳甲腔内，被耳屏遮盖着的孔窍处。

◎**屏轮切迹**：对耳轮与对耳屏之间的凹陷处。

◎**对耳屏**：位于耳垂上方，与耳屏相对的瓣状隆起。

◎**屏间切迹**：耳屏和对耳屏之间的凹陷处。

◎**耳垂**：耳郭下部柔软无骨的部分。

◎**三角窝隆起**：三角窝的背面隆起处。

◎**耳轮背面**：耳轮背面的部分。

◎**耳垂背面**：耳垂背面的部分。

国医小课堂

敷贴耳穴的好处

◎敷贴耳穴对减肥是有一定作用的。通过贴耳穴，能减少人的饥饿感和进食量。

◎可以调整内分泌，增强脾肾代谢功能。

◎对治疗失眠很有效。敷贴耳穴有镇静的作用，能平复人的亢奋情绪。

◎有利于人体毒素的顺利排出，增强发汗功能并利尿通便。

认识耳穴

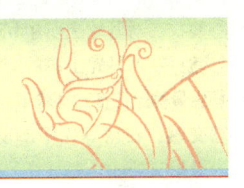

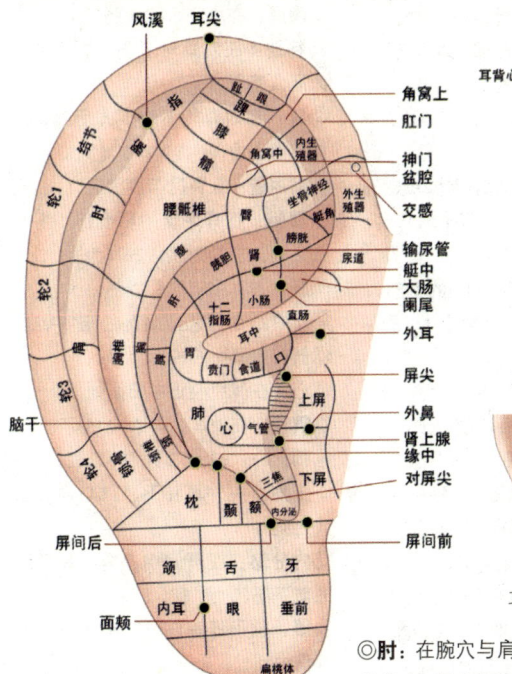

耳朵正面穴位

耳朵背面穴位

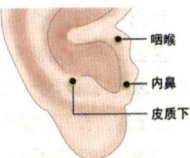

耳朵内侧穴位

◎**指**：耳舟的顶部、耳轮结节上方。
◎**腕**：在耳舟部，与耳轮结节突起处平齐。
◎**肘**：在腕穴与肩穴之间。
◎**肩**：与屏上切迹同水平。
◎**锁骨**：与轮屏切迹同水平线处。
◎**跟**：在对耳轮上脚的前上部。
◎**趾**：耳尖下方对耳轮上的后脚上部。
◎**踝**：在趾跟区下方，对耳轮上脚的内上角。

◎**膝**：在对耳轮上脚中1/3处。
◎**髋**：在对耳轮上脚的下1/3处。
◎**坐骨神经**：在对耳轮下脚前2/3处。
◎**交感**：在对耳轮下脚前端与耳轮内缘相交处。
◎**臀**：在对耳轮下脚的后1/3处。
◎**腹**：在对耳轮体前部上2/5处。
◎**腰骶椎**：在腹区的后方。
◎**胸**：在对耳轮体前部中2/5处，与屏上切迹同水平。
◎**胸椎**：在对耳轮体后部中2/5处。
◎**颈**：在对耳轮体前部下1/5处。
◎**颈椎**：在颈区后方。
◎**角窝上**：在三角窝前1/3的上部。
◎**内生殖器**：在三角窝前1/3的中下部。
◎**角窝中**：在三角窝中1/3处。
◎**神门**：在三角窝后1/3的上部。
◎**盆腔**：在三角窝后1/3的下部。
◎**外鼻**：在耳屏外侧面正中稍前方。
◎**肾上腺**：在耳屏游离缘下部尖端。
◎**内鼻**：在耳屏内侧面上1/2处。
◎**咽喉**：在耳屏内侧面上1/2处。
◎**外耳**：在屏上切迹前方近耳轮部。
◎**额**：在对耳屏外侧面的前部。
◎**颞**：在对耳屏外侧面的中部。
◎**枕**：在对耳屏外侧面的后部。
◎**脑干**：在轮屏切迹处。
◎**口**：在耳轮脚下方前1/3处。
◎**食道**：在耳轮脚下方中1/3处。

◎**贲门**：在耳轮脚下方后1/3处。
◎**胃**：在耳轮脚消失处。
◎**十二指肠**：耳轮脚上方外1/3处。
◎**小肠**：耳轮脚上方中1/3处。
◎**大肠**：耳轮脚上方内1/3处。
◎**阑尾**：在小肠区和大肠区之间。
◎**膀胱**：在对耳轮下脚下方中部，大肠穴直上方。
◎**肾**：在对耳轮下脚下方后部，小肠穴直上方。
◎**输尿管**：在肾区与膀胱区之间。
◎**胰胆**：在耳甲艇的后上部，肝肾穴之间。左耳为胰，右耳为胆。
◎**肝**：在耳甲艇的后下部。
◎**艇中**：在小肠区与肾区之间的中点。
◎**脾**：在耳甲腔的后上部。
◎**心**：在耳甲腔正中凹陷处。
◎**气管**：在外耳孔与心穴之间。
◎**肺**：心穴的上、下、外三面。
◎**三焦**：在外耳孔下，肺与内分泌穴之间。
◎**内分泌**：在屏间切迹内，耳甲腔的前下部。
◎**眼**：位于耳垂部位。眼穴位于九等份中间处。
◎**扁桃体**：在耳垂正面下部。
◎**牙**：在耳垂正面前上部。
◎**面颊**：位于耳垂部位，眼穴偏外处。
◎**舌**：在耳垂正面中上部。
◎**颌**：在耳垂正面后上部。
◎**内耳**：在耳垂正面后中部。

观耳查健康

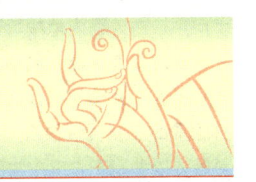

耳部特征看健康

　　耳是人体重要的位听器官,由位觉器官和听觉器官两部分组成。健康的耳按照部位来分,包括外耳、中耳、内耳三部分,外耳和中耳是声波传导装置,内耳是位置觉感受器。健康的耳朵耳郭位于头部两侧,肉厚而润泽,无隆起物,耳郭血管隐而不见,耳轮光滑平整,上缘齐眉,下缘达鼻翼高度,其长轴与鼻梁平行,与头部侧壁约呈30°角。

　　中医认为,耳郭较长,耳垂丰满,是肾气充沛的象征。肾气充足者多健康长寿。

耳部望诊的要求

　　耳穴望诊时要求室内采光充足,室温适宜,环境安静,并充分暴露检查部位。望诊前注意不要用力擦洗耳郭,以免因血管扩张而变色,或把阳性反应物(隆起、结节等)擦掉。耳郭不洁时,可用棉球轻轻擦净,同时,还要注意性别、季节、气候的差异。必要时还可借助放大镜,以便更好地观察耳郭上耳穴皮肤的细微变化。

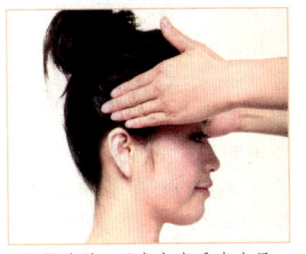

耳部望诊前,要求室内采光充足,环境安静,充分暴露检查部位

耳部望诊的方法

　　望诊时两眼平视,以一手之拇指和食指轻轻牵拉耳郭,对着光线,由

上而下，由外而内地按解剖部位顺序仔细观察。

当发现有隆起、结节等阳性反应物时，用中指由耳背向前顶起，将皮肤绷紧，以观察阳性反应物的大小、形态、色泽等。若一次不易确诊，可将绷紧的皮肤慢慢放松，再慢慢绷紧，进行反复观察。并注意与对侧耳郭对照，以鉴别阳性反应物的真伪和性质。

望诊中如发现阳性反应物，应以手指或探棒触试结节的大小、硬度、移动性、边缘是否整齐及有无压痛感等。如有血管变化，应注意血管的正常分布和异常扩张及充盈血管的走向。

触诊耳穴的方法

◎**划动法**：利用探笔或牙签后端在耳郭各区进行划动，以寻找阳性反应的一种方法。划动法中常见的阳性反应有凹陷、水肿、隆起等。

◎**点压法**：用一个直径约1.5毫米的金属探棒或非金属探棒均匀按压耳穴，通过寻找压痛点来诊断疾病的一种方法。也可用火柴头、牙签后端等在耳郭相应部位上逐一压迫检查。本法主要适用于急性炎症病变、痛证的鉴别诊断，并为治疗确定刺激部位。

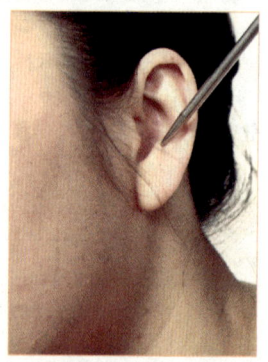

用金属棒均匀按压，找压痛点诊断疾病

◎**电测法**：根据实验，耳郭皮肤电阻在非阳性反应点为1~4兆欧（1兆欧＝1000千欧），而阳性反应点则仅为50~300千欧。这样，当我们探测到阳性反应点时，由于皮肤电阻降低，电流增大，耳穴探测仪会有发出声和光、微安表针移动、数字显示器显示数据等信号。

电测法方便、实用、省时，具有一定的辅助诊断价值。耳穴电测法是依据以下原理进行的：生物电是在生命活动中，由于新陈代谢而产生的，如心电、脑电、肌电等。当组织器官发生病变时，人体器官所产生的异常生物电可沿经络通道反映到耳郭的相应穴位,表现为耳穴皮肤阻抗明显降低,电流增加。

用电测法探测时,耳郭皮肤要保持干燥清洁,检查前不要用力揉擦,以防血管扩张,影响测试结果。

◎**耳穴压痕法**:通过耳穴电测仪探压后在耳上所遗留下的痕迹称为压痕。耳穴压痕法通过观察压痕的深浅、颜色及压痕恢复平坦的时间,分辨病变的部位及严重程度。

耳穴压痕法是观察耳穴病理形态变化的主要方法之一,是诊断慢性器

国医小课堂

家庭按摩的优点

家庭按摩是一种简单易行的方法,还可以促进家人、朋友之间的交流和沟通。家庭按摩的优点包括以下几点。

◎**操作简单,学习容易**

虽然按摩需要掌握的知识较多,如取穴方法、常用穴位、按摩方法等,但是只需要按照图表说明,照书操作,按压相应的身体穴位,就可以缓解或治愈一些病症。

◎**经济实惠,及时方便**

按摩不需要任何专业仪器和设备,也不需要专门的地点,更不需要打针吃药,只需要一双手就可以了。

◎**安全实用**

按摩一般只需要选择合适的穴位,并注意手法的轻重及病人的反应,一般不会出现不良反应和副作用,十分安全。

◎**治疗效果广泛**

对大多数患者来说,经常上医院按摩很难坚持做到,所以虽然临床按摩效果明显,但不容易被人接受,如果在家庭成员之间进行按摩,既方便又能持之以恒,这样就能充分发挥中医按摩治疗疾病的效果。

质性病变，如糖尿病、冠心病、血液循环系统障碍、水代谢失调的重要诊断方法。

因此，诊断耳部疾病时，不能仅用电测法，更要观察探触穴位后的压痕反应。有压痕反应说明机体组织器官有缺血缺氧、血液循环障碍和水盐代谢失调等。

观察耳部变化辨疾病

观察耳郭的形态辨疾病

◎耳郭相应部位产生形态改变，有结节状隆起或点状凹陷、圆圈形凹陷、索条样隆起及纵横交错的线条等形状，常见于肝病、胆石症、肺结核、心脏病、肿瘤等疾病。如肝硬化的患者，在耳郭肝区处大多会呈现隆起和结节，边缘清楚。

◎耳郭相应部位出现高于周围皮肤的点状隆起，伴有水泡样丘疹，俗称鸡蛋疙瘩，颜色可红可白，常见于急慢性气管炎、急慢性肠炎、急慢性阑尾炎、急慢性肾炎、膀胱炎等疾病。

◎耳轮出现粗糙不平的棘突状结构，常见于腰椎、颈椎骨质增生等疾病。

◎耳垂上有一条自前上至后下的明显皱褶，也叫斜线纹（可以单耳，也可以双耳同时发生），常见于冠状动脉粥样硬化性心脏病（冠心病）患者，也可见于低血压、心律不齐、耳鸣、听力下降等患者。

◎耳面皮肤血管充盈易见，常见于支气管扩张、冠心病、心肌梗死、高血压等疾病患者。

◎耳垂肉薄呈咖啡色，常见于肾脏病和糖尿病患者。

◎耳垂肉厚而宽，呈红色，常见于身体肥胖容易患脑出血者。

◎耳薄而色白的，多为肾功能衰竭，见于垂危病人。

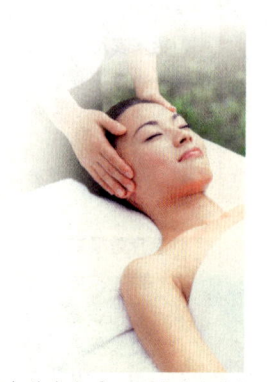

当出现各种病症时，可以适当进行耳部的按摩保健，以缓解病情

◎耳垂肉薄,连血管网都看得清,常见于患呼吸系统疾病和毒性弥漫性甲状腺肿患者。
◎耳郭上产生白色的糖皮样皮肤脱屑,擦之不易除去,常见于各种皮肤病患者。
◎用手摩搓耳朵,如果不见泛红,可能患有贫血。
◎耳郭萎缩、无力,是心脏衰弱的症状。
◎耳郭处出现片状隆起,多见于慢性器质性病变等。
◎耳郭处出现片状凹陷,多诊断为炎症或牙齿缺失等。
◎耳郭处有放射状的血管充盈,多见于血管病、痛证、急性病、外伤等患者。
◎耳部的乙状结肠、大肠区出现白色片状隆起,多见于便秘患者。
◎耳部的肝区出现肿大隆起,但是色泽正常,触之质软,常见于脂肪肝患者。
◎耳部的口区皮肤不光泽,有数目不等的丘疹,提示可能患有消化不良等消化系统疾病。
◎耳部的颞区出现片状隆起,健侧形态正常,多见于偏头痛。
◎耳部的颈椎区出现双结节状白色隆起,或分叉状双结节隆起,或呈弧形变形,或呈锥形增生,都提示可能患有颈椎病。

观察耳郭的色泽辨疾病

◎正常耳郭色泽微黄而红润。
◎如全耳色白,常见于突然感受风寒,或寒邪直中,也见于贫血症患者。
◎全耳色青而黑,常见于剧痛患者。
◎全耳呈现青白色,多见于虚寒患者。
◎耳垂呈青色,为房事过多的表现,也可能是风湿性关节炎的征兆。

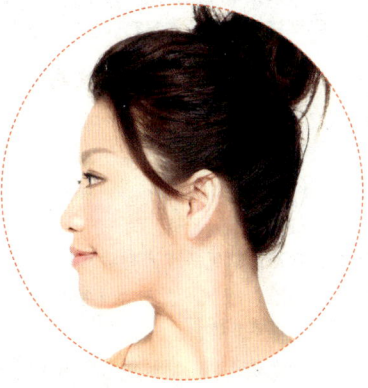

正常的耳郭色泽微黄而红润

◎耳轮焦黑、干枯，是肾精亏损的征兆。

◎耳郭鲜红表明有热证，常见于发热患者。

◎耳朵红肿，为少阳相火上攻，或为肝胆湿热火毒上蒸，也可能是中耳炎或疖肿、冻疮所致。

◎耳背上见到红色脉络，并伴耳根发凉，多为麻疹先兆。

◎耳垂经常潮红，为多血质体质者。受寒后耳垂变为紫红色，且发生肿胀，继而发展为溃疡，还容易生痂皮，这是体内糖过剩的表现，易患糖尿病。

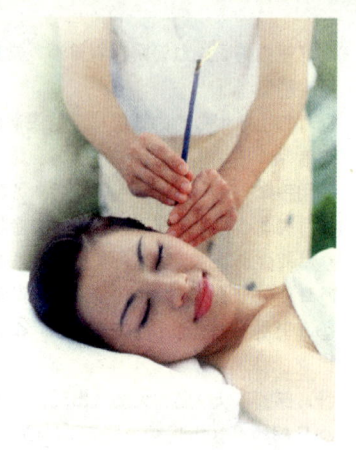

耳烛疗法，可以促进耳部的血液循环，从而缓解各种病症

◎耳朵色泽不正常，应留意血液循环障碍。

◎耳郭变褐色，多见于患有久治不愈的慢性疾病患者。

◎耳朵变灰色，提示可能会有肿瘤、内脏器官中毒等病症。

◎耳朵变暗红色，提示处于疾病恢复期、月经后期等。

◎耳部的肺区、支气管区呈暗红色或褐色，多见于吸毒患者。

通过耳部阳性反应辨疾病

当脏腑或躯体发生病变时，耳郭的相应部位会出现各种阳性反应。

◎**变色**：耳穴部位呈点状或片状红晕，或呈暗红、暗灰、苍白、中央苍白边缘红晕等，多见于消化系统疾病，如胃炎、胃及十二指肠溃疡、肝炎、肠炎、肺炎、肾炎、关节炎、高血压及一些妇科疾病等。

◎**变形**：常见的变形有结节状隆起、点状凹陷、圆圈形凹陷、条索状隆起或凹陷、线状等。多见于肝硬化、肝大、胆结石、结核病、肿瘤、心脏病、胃下垂等。

◎**丘疹**：有水泡样丘疹（似鸡皮疙瘩），或红或白，多见于妇科疾病、肠道疾病、肾炎、慢性气管炎等。

◎**血管充盈**：耳穴部血管过于充盈或扩张，可呈顺血管走向充盈、局部充盈或呈圆圈状、条段状等形态。多见于冠心病、心肌梗死、高血压、哮喘等。

◎**脱屑**：多为糠皮样皮屑，不易擦去，常见于肺区。多见于皮肤病、更年期综合征、便秘等。

耳穴异常辨疾病

◎慢性支气管炎于耳部气管、支气管穴处常呈点状、片状白色，边缘红晕、无或有光泽。

◎肺结核病于耳部肺区常可见个别大小不等的点状灰白色钙化点或呈索型，皮肤光亮。

◎高血压患者则常可在耳部肾上腺、脑点、脑干、皮质下等穴位观察到点状或片状红晕等。

◎冠心病患者多在耳垂部出现斜行皱纹，同时还可能出现在心区。

◎心肌梗死患者中有1/4于耳部心区可见充血性片状红润或微血管扩张。

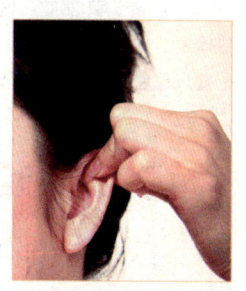

高血压患者要经常按摩耳尖反射区，以缓解病情

◎慢性胃炎患者在耳部胃反射区常可见到片状白色物，部分患者有皮肤增厚现象。

◎慢性肠炎患者在耳部大、小肠区可观察到片状或丘疹充血，并有脂溢。

◎胰腺炎患者可于耳部胰胆区观察到皮肤红肿及大小不等的出血点。

◎慢性胆囊炎患者在耳部胰胆区可见点状白色物、边缘有红晕。

◎胆结石患者在耳部胆区有小结节，如颗粒状，或呈点状白色斑点，边缘清楚，急性发作时边缘有红晕。

◎肾结石患者于耳部肾区呈点状或片状白色物，边缘红晕，或呈沙样白点。

◎盆腔炎、附件炎患者在耳部子宫穴区可见点状、片状或丘疹样红晕，有油脂。

◎痛经患者常在耳部子宫区有点片状白色物或红晕，有的呈点状丘疹，边缘有红晕、有光泽。

◎肾功能减退患者，耳部肾区常呈黑灰色。

◎尿路感染患者，耳部尿道区常出现毛细血管扩张或脱屑，或有条状增生。

◎前列腺增生患者，常出现耳部前列腺区增宽、有肿块等病理表现。

◎头痛患者对耳屏外侧常出现片状隆起。
◎胸椎病变患者的耳部胸椎区常呈环状突出或结节状变形。
◎坐骨神经痛患者,耳部腰骶区常出现毛细血管呈树枝状扩张,或在耳部腰、髋、膝区出现毛细血管呈波浪状扩张。
◎膝关节炎患者,耳部膝关节区常出现毛细血管扩张的现象。
◎肩周炎患者,耳部锁骨、肩关节区常出现肿胀变形的现象。
◎痔疮患者,耳部肛门区常出现丘疹样改变,或数目不等的暗灰结节,或水肿,或褐色结节。
◎痛风患者,耳轮处及耳郭内常出现白色结节。

国医小课堂

耳朵大就会长寿吗

民间流传一种说法,耳朵大、耳垂厚的人是有福气和健康长寿的象征。这有科学根据吗?

其实耳朵和寿命有一定的联系,耳朵厚而大的人,肾气充足;耳朵薄而小的人,多为肾气亏虚。

许多医学研究发现耳朵和肾气有着重要的联系,肾开窍于耳。因此,耳大是肾气健的征象,肾气足则寿长,所以想要长寿健康,护肾很重要。

而现代研究发现,人同哺乳动物生长规律类似,虽然成年以后全身大部分器官和内脏发育停止,但耳朵却是例外。耳朵一辈子都在不断地长大,平均每10年长1~2.5毫米。正是由于耳郭的长度随着年龄的增长越来越长,因此老年人的耳朵确实比青年人的要大。由此看来,长寿者并非是因耳朵大寿命才长,而是因寿命长耳朵才长得大。

耳部按摩方法

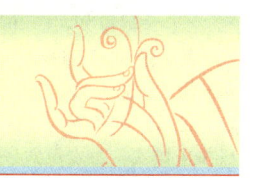

刺激耳穴的常用手法

按摩法

按摩法是指在耳郭不同部位用手进行按摩、提捏、点掐,以防治疾病的方法,常用的方法有自身耳郭按摩法和耳郭穴位按摩法。

自身耳郭按摩法包括全耳按摩、手摩耳轮和提捏耳垂。全耳按摩是指用两手掌心依次按耳郭腹背两侧至耳郭充血发热为止;手摩耳轮是指两手握空拳,以拇、食两指沿着外耳轮上下来回按摩至耳轮充血发热为止;提捏耳垂是指用两手由轻到重提捏耳垂3~5分钟。以上方法可用于多种疾病的辅助治疗和养生保健。

耳郭穴位按摩法是指医生用压力棒点压或揉按耳穴,也可将拇指对准耳穴,食指对准与耳穴相对应的耳背侧,拇、食两指同时掐按。此法可用于耳针疗法的各种适应证。

耳穴贴压法

选用质硬而光滑的小粒药物、种子或药丸等贴压耳穴以防治疾病的方法,也称压豆法、压丸法,是在耳针治病的基础上产生的一种简易方法。此法安全、无创伤、无痛感,且能起到持续刺激的作用,易被患者接受。适用于耳针治疗的各种病症,特别适宜老人、儿童、惧痛的患者和需长期进行耳穴刺激的患者。

操作材料多用表面光滑、质硬、无副作用、适合贴压穴位面积大小的植物种子、药物种子、药丸等,如王不留行籽、油菜籽、六神丸、喉症丸、绿豆、米粒等。

首先将耳郭局部消毒,将材料黏附在0.5厘米×0.5厘米大小的胶布中央,然后贴敷于耳穴上,并给予适当按压,使耳郭有发热、胀痛感(即"得气")。一般每次贴压一侧耳穴，两耳轮流，3日1换。也可两耳同时贴压。

在耳穴贴压期间，应每日按压数次，每次每穴1～2分钟。使用此法时，应防止胶布潮湿或污染；耳郭局部有炎症、冻疮时不宜贴压；对胶布过敏者，可缩短贴压时间并加压肾上腺穴；按压时，切勿揉搓，以免搓破皮肤，造成感染。临床应用中，也可根据病情需要选用一些药液将王不留行籽或其他压耳的种子浸泡，以起到压耳与药物的共同治疗作用。

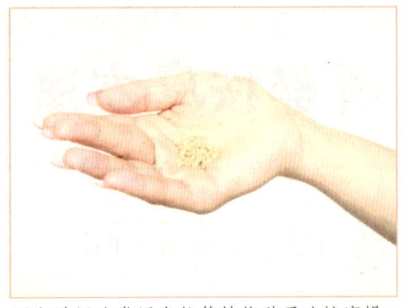

耳穴贴压法常用米粒等植物种子为按摩操作材料

刺血法

刺血法是指用三棱针在耳郭皮肤上刺出血的治疗方法，其有镇静开窍、泄热解毒、消肿止痛、祛瘀生新等作用，用于实热、阳闭、瘀血、热毒等多种病症。

事先按摩耳郭使其充血，常规消毒后，手持针具用点刺法在耳穴处放血3～5滴，然后用消毒干棉球擦拭、按压止血。一般隔日1次，急性病可每天2次。孕妇、出血性疾病和凝血功能障碍者忌用，体质虚弱者慎用。

磁疗法

磁疗法是一种用磁场作用于耳穴治疗疾病的方法，具有镇痛、止痒、催眠、止喘和调节自主神经功能等作用，适用于各类痛证、哮喘、皮肤病、神经衰弱、高血压等。

◎**直接贴敷法**：把磁珠放置在胶布中央直接贴于耳穴上（类似压豆法），也可用磁珠或磁片异名极在耳郭前后相对贴，可使磁力线集中穿透穴位，更好地发挥作用。

◎**间接贴敷法**：用纱布或薄层脱脂棉把磁珠或磁片包起来，再固定在耳穴上，这样可减少磁珠或磁片直接接触皮肤而产生的某些副作用。

磁疗时，采用的磁体不宜过多过大，磁场强度不宜过强，有5%～10%的患者在进行磁疗时出现头晕、恶心、乏力、局部灼热或刺痒等不良反应，若持续数分钟不消失，可将磁体取下，症状即刻消失。

温灸法

温灸法是指用温热作用刺激耳郭以治疗疾病的方法，有温经散寒、疏通经络的功效，多用于虚证、寒证、痹证等。

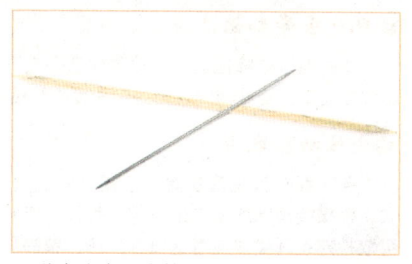

用艾条或者按摩棒刺激耳穴，具有疏通经络的功效

操作材料主要用艾条、艾绒、线香、按摩棒等。艾条可温灸整个耳郭或较集中的部分耳穴。艾炷灸时，先用大蒜汁涂在选好的耳穴上，然后将麦粒大小的艾炷黏附其上，用线香点燃施灸，当皮肤感到灼热即换炷再灸，一般每次灸1~3个穴位，每穴灸3~9分钟，此法适用于面瘫、腰腿痛、痹证等。若需对单个耳穴施灸时，可将线香点燃后，对准选好的耳穴施灸，香火距皮肤约1厘米，以局部有温热感为度，每穴灸3~5分钟，适用于腰腿痛、落枕、肩周炎等。温灸耳穴，应注意不要烧到头发和烫伤皮肤。

耳部取穴的技巧

按病变的相应部位选穴

如胃病选胃穴；肩关节周围炎选肩关节、肩穴；阑尾炎选阑尾穴。这样以相应部位为主取穴，再以其他穴位协同，才能提高耳部刺激效果。

按中医理论选穴

如耳鸣选肾穴，因"肾开窍于耳"；目疾选肝穴，因"肝开窍于目"；失眠选心穴，因"心主神"，失眠多与心神不宁有关；皮肤病选肺穴，因"肺主皮毛"。

按现代医学知识选穴

如高血压选降压沟；心律失常选心穴；月经不调选子宫穴；消化道溃疡选皮质下、交感两穴，因该病的发生与精神因素有关。

按穴位功能取穴

各穴都有其主治功能，故还可根据穴位功能取穴。如神门是止痛要穴，疼痛疾患除取相应部位外，可取神门穴；枕穴是止晕要穴，头昏头晕可取枕穴；耳尖放血有退热、降压、镇静、抗过敏、清脑明目的作用，故头昏健忘、发热、高血压、过敏性疾患可用耳尖放血法。

根据临床经验取穴

在耳部按摩的临床实践中，中医发现了许多经验效穴，可适当应用，以提高耳部按摩的治疗效果。如神门穴具有镇静、镇痛、安眠的作用，主要是抑制作用。故在治疗肝炎、肝炎后综合征、胃肠功能紊乱等疾病时，勿用神门穴，以避免对胃肠功能活动起到抑制作用，从而造成腹胀、胁肋胀满等症状加重。这时，应选择疏肝健脾、理气消胀的穴位，如肝、脾、三焦、艇中、皮质下等。当肝胃不和，又伴失眠多梦时，应以疏肝和胃为主，因中医认为"胃不和则卧不安"。

国医小课堂

耳朵健康关系到脏器

耳朵虽小，但是它不仅关乎听力，还关系到人体其他脏器的健康。耳朵的形态就像是胚胎里倒立的婴儿，穴位分布甚至多过足部。所以，我们每天都要按摩自己的耳朵，循序渐进，长久积累，就可以提高身体免疫力，达到美容、保健、耳聪目明的作用。

耳朵所包含的穴位对应着人体的五脏六腑和组织器官。贴耳穴能起到一种相应相通的作用，即通过对耳穴点的刺激，来调整相对应的组织器官和脏腑经络功能，以达到防病祛病的作用。

耳部按摩养生操

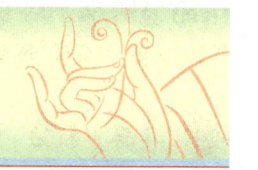

🌸 耳尖提拉法

【做法】 用双手的拇指和食指捏住耳尖（耳郭的最上端），向上提拉并进行揉捏，可做15～20次，要做到使局部发热发红。

【作用】 经常提拉耳尖具有养肾、镇静、止痛、清脑、退热、抗过敏等功效，此法适合高血压、失眠、咽喉炎和皮肤病等病症的患者使用。

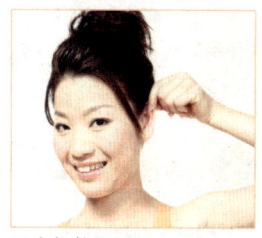

耳尖提拉法

🌸 叩鸣天鼓法

【做法】 用双手的手掌掩住耳郭，让双手的手指自然托在脑后，用一只手的食指叩击另一只手的中指，可听到"隆隆"的声音，可连续叩击20下。

【作用】 坚持使用此法具有健脑、明目、强肾的功效。

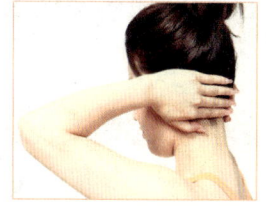

叩鸣天鼓法

🌸 耳轮按摩法

【做法】 将双手握成空拳，用拇指的指腹和食指第1、2指节的外侧沿着耳轮上下来回地进行摩擦，直至摩擦到耳轮有充血发热感为止。

【作用】经常摩擦耳轮具有健脑、强肾、聪耳、明目的功效,此法也适合阳痿、尿频、便秘、腰腿痛、颈椎病、心慌、胸闷、头痛、头昏等病症的患者使用。

耳垂下拉法

【做法】用双手的食指和拇指捏住耳垂进行揉搓使其发红发热,然后将耳垂向下牵拉,再松开手指让耳垂弹回去。每日可按此法做2～3次,每次做20下。

【作用】经常搓弹耳垂具有促进耳朵血液循环、健肾壮腰的功效。

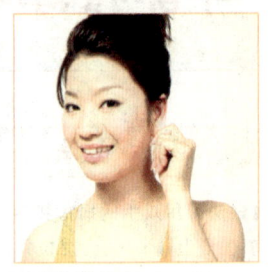

耳垂下拉法

耳根夹推法

【做法】中指放在耳前,食指放在耳后,双指同时向上压推20～40次,至耳部、面部和头部都有发热感为止。按摩的速度不宜过快,也不宜忽快忽慢,要均匀、持久。按摩力度不宜过重,以皮肤不起皱褶为佳。按摩时,可单向操作,也可以上下交替进行。

【作用】坚持按摩对健脑、治疗头痛、头昏、神经衰弱、耳鸣等都有非常好的疗效。

国医小课堂

耳部按摩促循环

耳部按摩以有发热感为最佳,这样可以促进头面部的血液循环,给面部带来充足的营养,改善相应脏腑的功能,起到治病和保健的作用。同时可以增强代谢产物的排出。经常按摩,会使面部更加富有光泽和弹性。

耳部日常保健

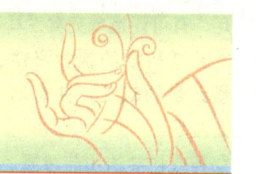

耳部保健靠自己

◎自己不要乱挖耵聍（俗称耳屎）。耵聍常会在人活动时自然掉落，如果要清洁，最好用棉签，轻轻在外耳道转动，然后耳朵朝下，使耵聍自行出来；尽量做到不用指甲、铁签等尖锐物掏耳。当耵聍堆积成团堵塞耳道时应请医生取出，以防损伤耳道。

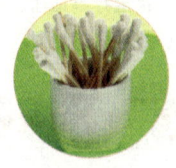

用棉签清洁耳道，以防损伤耳道

◎感冒时不要捂住鼻子用劲擤鼻涕，以防气流从鼻咽部通过咽鼓管直冲进中耳腔而带入细菌，引起急性中耳炎。

◎要预防药物性耳聋，特别是儿童在使用庆大霉素、卡那霉素、链霉素等药物时要特别谨慎，要随时注意患儿有无耳鸣产生及听力变化。因为一旦发生药物性耳聋，康复是很困难的。

◎已有慢性中耳炎的患者，流脓时要及时清洁患耳、滴药，以防并发症的发生。

◎不要频繁挖耳，一般应一周左右一次；但在灰尘较多的地方或有"油耳"的人可适当缩短时间，根据自己的情况灵活掌握。

◎游泳时，应戴上保护耳部的耳塞，防止进水。一旦进水，要把头侧向进水的耳部，使水自行流出，然后用清洁的干棉球轻轻擦拭耳朵。

日常科学的耳部保养

◎保持良好的精神状态。当情绪激动或着急之后，人的肾上腺素分泌会增加，导致内耳小动脉血管发生痉挛，小血管内血流缓慢，造成内耳供氧不足，有可能造成突发性耳聋。

◎养成科学的饮食习惯。多补充含锌、铁、钙丰富的食物，以减少微量元素的缺乏，并有助于扩张微血管，改善内耳的血液供应，防止听力减退。

◎养成科学的用药习惯，慎用或禁用对听神经有害的药物。如氨基糖苷类抗生素是引发耳蜗损害最多的一种耳毒性药物，因此，避免滥用这类抗生素是降低药物性耳聋的一项重要措施。家族中有耳毒性药物过敏史者更应慎用此类药物。

◎积极治疗高血压、高血脂、脑动脉硬化及糖尿病等疾病。这些疾病可能会引起耳朵的病变。

耳部保健的注意事项

◎避免长时间接触高分贝噪声。长时间接触高分贝噪声会损害听毛细胞，损伤内耳，从而导致噪声性耳聋。

◎工厂的噪声会导致职业性的噪声性耳聋。如果长时间在噪声环境中工作，应戴上防噪声耳塞。尽量少去噪声很大的娱乐场所，另外还应避免长时间戴耳机听音，以免引发听力减退。

◎经常按摩耳朵。按摩可促进内耳血液循环，如按摩耳郭、捏耳垂、按摩颈后发际两侧凹陷处的风池穴。也可闭目静坐，将两手食指分别插入两耳孔中，然后迅速抽出，如此连续做10次。

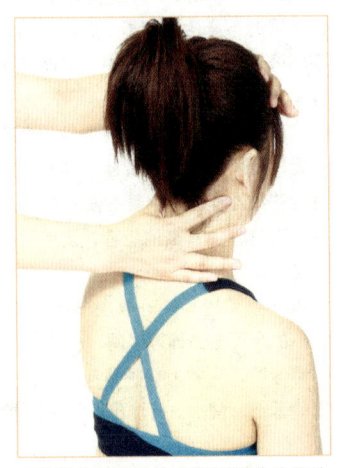

经常按摩颈后发际两侧凹陷处的风池穴，可以促进内耳血液循环

◎注意不要用力掏耳朵。掏耳朵时如果用力不当容易引起外耳道损伤、感

染,导致外耳道疖肿、发炎、溃烂。掏耳朵时,稍不注意,掏耳勺还会伤及鼓膜或听小骨,造成鼓膜穿孔,影响听力。

慎用耳机,保护听力

据研究表明,目前青少年噪声性听力损伤正呈逐渐上升趋势。原因之一就是青少年热衷使用耳机,这也是一种噪声来源。

青少年使用耳机往往是为了追求听觉享受和快感,有的人会刻意把声音开得很大,不知不觉就会给听力带来损害。而噪声对听力的损害与声音的强度大小和接触时间成正比。如果要使用耳机,最好每次使用时间不超过20分钟,声音不超过60分贝,这样对听力的影响才不会很大。否则,随着时间的延长、声音的增大,对听力会产生无形的损伤,这种损伤不是突发性的,是逐渐演变的,很可能过5年、10年、20年,才会有所显现。例如,无噪声接触史的正常人,一般在70岁前后听力下降;有噪声接触史的人,则可能四五十岁时,听力就开始下降,渐渐听不清楚。

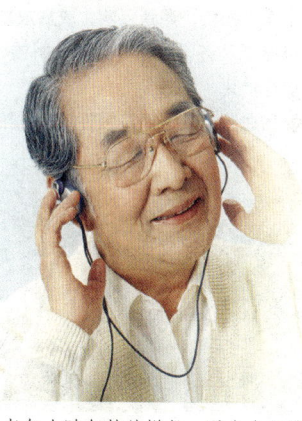

老年人随年龄的增长,听力会下降,因此应慎用耳机,以保护听力

耳机的音量通过外耳道直接传送到内耳道,因此入耳式耳机对听力的影响最大,而耳罩式耳机相对好一些。相同分贝的音量,通过电子设备外放,则危害更小一些。

老年性耳聋的预防

老年性耳聋是在没有其他耳部疾病的情况下,随年龄增长,对外界声音敏感性降低的现象，它的发生受到各种生活因素的影响。如何才能推迟老年性耳聋的发生呢？其中最重要的是要以预防为主。

◎经常参加适合老年人的体育活动，如郊游、散步、打太极拳和练气功等，促进全身血液循环，加强内耳器官的血液供应，改善内耳器官的代谢。

◎老年人可以经常按摩外耳及鼓膜。用手按摩耳郭并轻轻地用掌心向内耳挤压和放松，或用手指不停地挤压耳屏，以对鼓膜起到按摩作用。

◎劳逸结合，适当参加一些力所能及的劳动，避免精神紧张和情绪激动，控制自己的情绪。

◎合理均衡饮食，戒烟戒酒，以免尼古丁、酒精等成分对内耳造成损害。

◎防止噪声损害，遇到巨响，或燃放鞭炮时，用手捂耳，保护鼓膜。

◎一旦出现耳聋，应尽早配戴助听器，这样才能减缓听力下降，同时防止大脑功能退化。

◎重视高血压、糖尿病等慢性疾病的治疗。

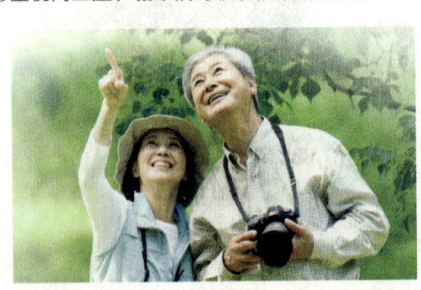

老年人应该经常郊游、散步，以加强内耳器官的血液供应，改善内耳器官的代谢

国医小课堂

感冒注意防耳炎

感冒时耳内突然疼痛是常见症状，但此时也要及时进行抗感染治疗，防止因炎症加重，从而引起鼓膜穿孔、流脓、听力受到损伤等严重后果的发生。

按摩禁忌与注意事项

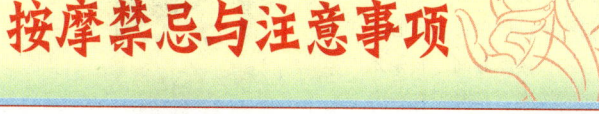

耳部按摩禁忌

◎严重心脏病患者不宜进行耳部按摩，更不宜采用强刺激法。
◎患有严重器质性疾病及伴有高度贫血者不宜进行耳部强刺激。
◎外耳有明显炎症时，不宜进行耳部按摩。
◎有习惯性流产史或身体虚弱的孕妇，忌耳部按摩。
◎年老体弱、有严重器质性疾病及高血压患者，治疗前应适当休息，治疗时手法要轻柔，刺激量不宜过大，以防发生意外。
◎对于经常服用激素和极度疲劳者，不宜进行按摩。

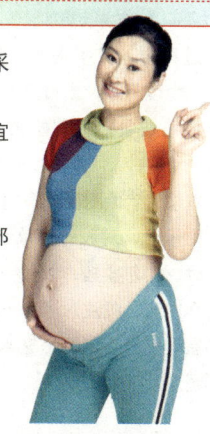

身体虚弱的孕妇耳部按摩要谨慎

耳部按摩的注意事项

正确的按摩能令人身心得到放松，错误的按摩手法则会使肌肤受损，所以我们要牢记按摩注意事项，以使按摩达到保健的功效。耳部按摩的注意事项如下。
◎室内要保持清静、整洁、避风，避免噪声刺激，保持空气清新。
◎按摩者的手、指甲要保持清洁。按摩者在按摩前要对手部进行清洁，皮肤病患者不能给他人按摩，最好也不要让他人为自己按摩，以免感染。
◎按摩者在按摩每个穴位和反射区前，都应测试一下针刺样的反射痛点，以便有的放矢，在此着力按摩。

◎按摩的时间长短，要根据患者的体质和要求，如果患者身心放松可适当延长按摩时间。特别是手、耳部的按摩，只要是在身心放松、心情愉快的时候都可以。

◎耳朵上的穴位一般是左右对称的，按摩时两边都刺激，效果会更加显著。

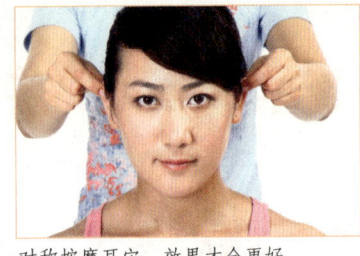

对称按摩耳穴，效果才会更好

◎按摩过程中，其手法通常是先轻后重，由浅而深，由慢到快，并在结束前作局部放松按摩。

◎按摩的手法要以达到酸胀、串麻等"得气"感为度。手法动作要有节奏，压力平稳，用力不生硬或不用蛮力，动作变换要自然。力度不宜过重，以被按摩者能耐受和有舒适感为度。

◎耳穴贴压时，对胶布过敏者，可缩短贴压时间并加压肾上腺穴。耳穴贴压按压时，切勿揉搓，以免搓破皮肤，造成感染。

◎温灸耳穴时，应注意避免点烧头发和烫伤皮肤。

◎按摩完半小时后，要补充水分，一般要喝温开水500毫升以上，但肾病患者不能超过150毫升。

国医小课堂

按摩后常出现的反应

按摩后常常会出现一系列反应，如困倦、打哈欠、发热、流鼻涕、倦怠、尿量增多、脚肿、脚底和掌心出汗、静脉明显浮现并变粗等一系列的症状。这时候不必惊慌，这些症状是痊愈之前的预兆，因为按摩之后，身体的经络和血液要经历调整和排毒的过程。身体恢复后，这些症状就会自然消失。

哪些食物保养耳朵

富含锌的食物

研究发现,耳蜗内锌的含量大大高于其他器官,而60岁以上的老年人耳蜗内锌的含量则明显降低。锌含量的降低会影响耳蜗功能并导致听力减退,所以含锌食物对于保持耳部的功能非常重要。含锌丰富的食物有鱼、牛肉、猪肝、鸡肝、鸡蛋、各种海产品、苹果、橘子、核桃、黄瓜、西红柿等。

富含铁的食物

缺铁易使红细胞变硬,使红细胞运输氧的能力降低,使耳部养分供给不足,听觉细胞功能受损,导致听力下降。补充铁元素可以保证耳部的血液供应,有效防止听力减退。含铁丰富的食物有瘦肉、豆制品、动物肝脏、黑木耳、银耳、豆类、菠菜、紫菜、虾皮、黑芝麻、黄花菜、香菜等。

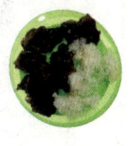

富含蛋白质与维生素的食物

有关研究发现,噪声会使人体中的一些氨基酸和维生素类(如B族维生素)消耗量增加,人体缺乏维生素,特别是缺乏维生素D时,其代谢衍生物钙化醇就会减少,会使内耳听觉细胞发生退行性病变。含丰富蛋白质和维生素类的食物首推牛奶,牛奶中几乎含所有已知的维生素,如维生素A、维生素D、维生素B_1、维生素B_2、维生素E和胡萝卜素等。另外,瘦肉、豆类、黑木耳、蘑菇、各种绿叶蔬菜、萝卜等也应多吃一些。

第二章 耳穴按摩治百病

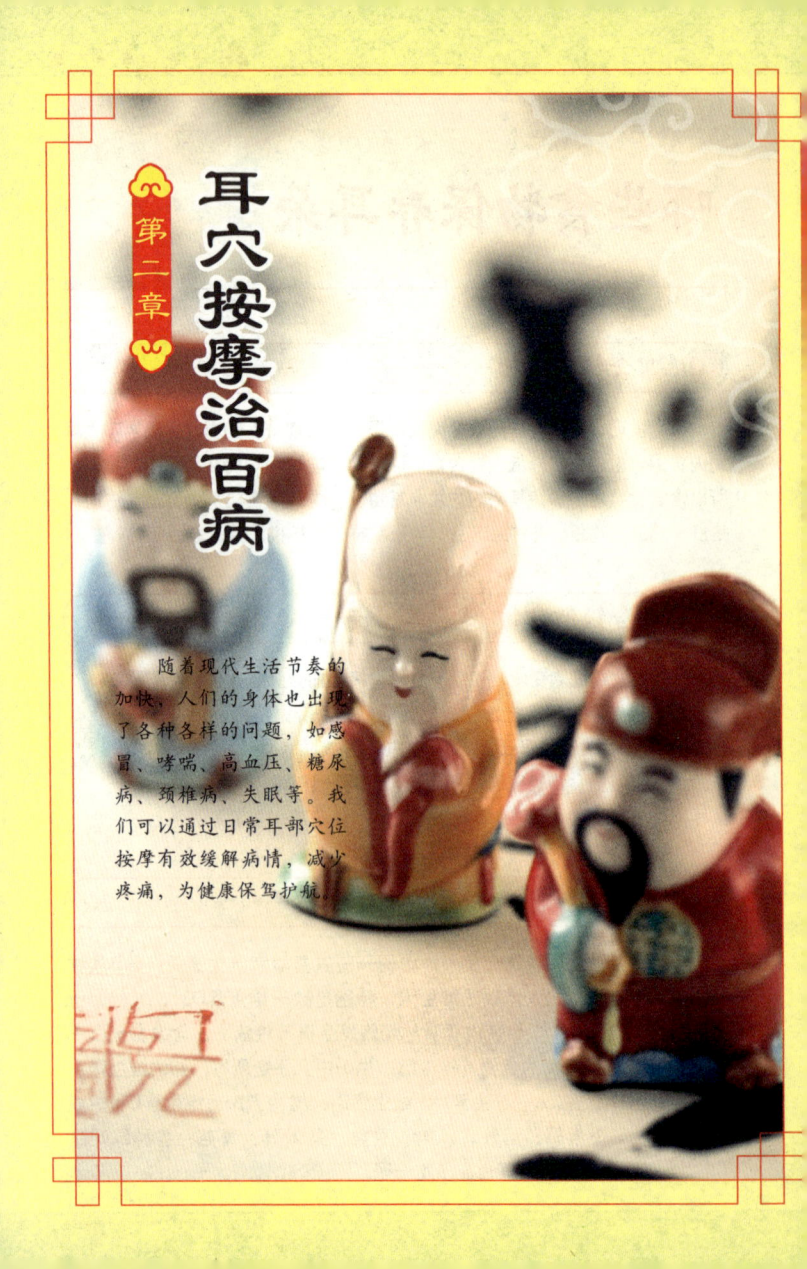

随着现代生活节奏的加快,人们的身体也出现了各种各样的问题,如感冒、哮喘、高血压、糖尿病、颈椎病、失眠等。我们可以通过日常耳部穴位按摩有效缓解病情,减少疼痛,为健康保驾护航。

呼吸系统疾病及不适

慢性支气管炎

慢性支气管炎是指由感染或非感染因素引起的气管、支气管黏膜及其周围组织的慢性非特异性炎症。多在冬季发作，春暖后缓解。

慢性支气管炎最突出的症状是咳嗽、咳痰。一般晨起时咳嗽、咳痰较多，白天咳嗽相对较少，夜间临睡前有阵咳或咳痰。痰液一般为白色黏液或浆液性泡沫，偶尔带血。

视诊

注释：指通过眼睛直观地观察耳郭上耳穴的各种变化，如变色、丘疹、脱屑、血管充盈等阳性特征，从而诊断疾病。

气管区、支气管区呈白色隆起，少数有白色丘疹，无光泽。

触诊

注释：指用探笔、手指指腹等对耳部进行探测，以此来观察耳穴的形态改变和压痛敏感程度，作为疾病诊断和治疗的依据。

气管区、支气管区有片状隆起及条索状变形，触痛不明显。

电测

注释：电测是根据电阻值的差异来诊断疾病的方法。

气管穴、支气管穴呈阳性反应。

取穴

肺、内鼻、外鼻、交感、脾、咽喉、气管、支气管、肾上腺等反射区。

按摩手法

1. 患者取坐位，将莱菔子（即萝卜籽）或王不留行籽置于0.5厘米见方的胶布中间，将放置有莱菔子的胶布对准相应穴位贴压，每次取3～4个穴位，两耳交替进行，每天按压5～8次，每次按摩以局部有酸胀痛感为宜。隔两天粘贴1次，10次为一个疗程。
2. 用食指点压上述各个穴位（见右图）。

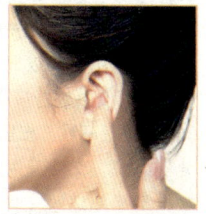

点压肺、气管反射区

支气管哮喘

支气管哮喘是因支气管痉挛、黏膜水肿、分泌物增多而引起支气管阻塞的过敏性疾病。支气管哮喘可见于各个年龄段，且致病原因很多，如气候因素、粉尘、花粉、冷空气、油烟、化学性气味、饮食不宜等。

支气管哮喘的主要症状为阵发性气急、胸闷、呼吸困难、咳嗽、咯痰等。

电测

肺穴、支气管穴、内分泌穴、平喘穴、过敏区出现阳性反应。

取穴

肺、肾上腺、支气管、脾、内分泌、神门、肾、皮质下、咽喉、交感等反射区。

按摩手法

1. 清洁耳部，由下至上轻轻按揉耳郭5～10次，以局部有轻痛感为宜。
2. 点按支气管、肾上腺、肺、肾反射区10～15次，在支气管、肺反射区可逐渐用力，以局部有热胀感为宜，双耳交替进行按摩。
3. 用牙签在咽喉、皮质下、神门、内分泌、脾、交感反射区点按，各20次，至局部红润、有热胀感为宜，力度要由轻到重（见右图）。

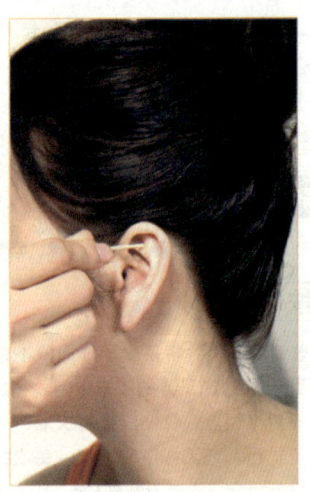

点按神门反射区

慢性咽炎

慢性咽炎是常见的咽部疾病，大部分继发于上呼吸道感染性病变，好发于经常吸烟酗酒者及经常接触有害粉尘或气体的人群。

慢性咽炎患者的咽部常有瘙痒感及各种不适感觉，如灼热、干燥、微痛、发痒、有异物感等，习惯以咳嗽清除分泌物，常在晨起用力清除分泌物时有作呕不适感，通过咳嗽清除出稠厚的分泌物后，症状才得以缓解。

取穴

咽喉、肺、脾、大肠、脑、肾、肾上腺、神门等反射区。

按摩手法

选取咽喉、肺为主穴，再选取1~2个穴位作为配穴。常规消毒耳郭，皮肤干燥后，将1粒王不留行籽或莱菔子，置于0.5厘米见方的麝香止痛膏上，贴于穴位，并在药粒处按压，每天按压6~8次，以产生胀痛感为宜。隔日1次，10次为一个疗程。用牙签点按上述反射区也可起到相应作用（见上图）。

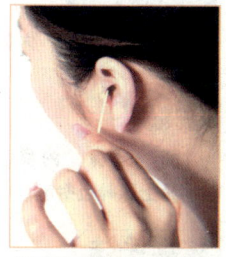

用牙签点按咽喉反射区

国医小课堂

配合慢性咽炎治疗的药物

慢性咽炎常配合适当的药物治疗，如草珊瑚含片、西瓜霜含片等以提高疗效；患者平时应起居有规律，经常锻炼身体，提高免疫力，同时预防感冒，忌食辛辣，戒除烟酒，保持大便通畅。

感冒

感冒是由多种病毒引起的一种呼吸道常见病。本病全年皆可发病，冬春为多发季节。感冒可通过含有病毒的飞沫或被污染的用具传播，多数为散发性。预防感冒最有效的方法是依靠人体免疫力调节保养。感冒的主要症状是全身酸痛、乏力、头痛、眼痛、头昏欲睡、咽干咽痛、咳嗽、鼻塞、流鼻涕、打喷嚏、恶寒发热等。

电测

肺穴、咽喉穴、内鼻穴、气管穴、口穴均呈阳性反应。

取穴

肺、外鼻、内鼻、耳尖、咽喉、肾上腺等反射区。

按摩手法

1. 首先清洁耳部，揉捏耳郭部3～6次，先在耳尖部用重提轻放的手法，反复按摩10次左右，以患者能承受为度，双耳交替进行。
2. 用指端或牙签点按肺、肾上腺反射区，手一直不离开皮肤，持续2～3分钟，以局部有胀热痛感为宜。
3. 用指端点按内鼻、外鼻、耳尖、咽喉反射区2～3分钟，力度要以患者能承受为宜，至局部红润为止（见右图）。
4. 用食指和拇指指腹反复夹揉以上反射区5～10次，缓慢放松，双耳交替进行。

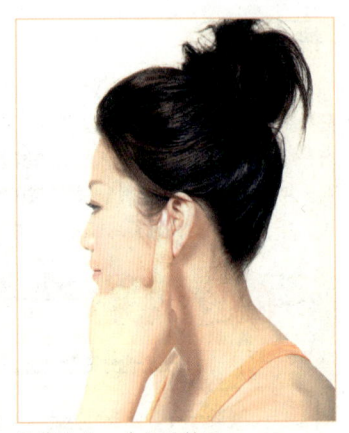

按摩内鼻、外鼻反射区

咳嗽

咳嗽是呼吸系统疾病的主要症状，常见于上呼吸道感染、咽喉炎、急慢性支气管炎、支气管扩张、肺炎、肺结核等疾病。

由于致病原因不同，咳嗽表现出来的症状也有所不同。如因风热引起的咳嗽主要表现为痰厚且黄，鼻涕也带黄；因风寒引起的咳嗽，患者的痰多为白色且稀薄，流出鼻涕也是清水样。

取穴

肺、支气管、气管、肾上腺、咽喉、交感、皮质下、脾、神门等反射区。

按摩手法

1. 耳郭局部消毒，将莱菔子或王不留行籽置于0.5厘米见方的胶布中间，找准穴位，将放置有莱菔子的胶布对准穴位贴压，每次3~4个穴位，两耳交替进行（见右图）。
2. 每天每穴按压5~8次，使局部产生痛热胀感，隔2天粘贴1次，10次为一个疗程。

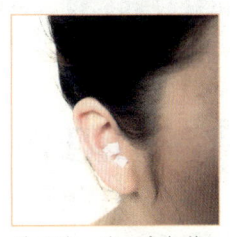

贴压脾、肺、支气管反射区

国医小课堂

缓解咳嗽的小妙方

◎**缓解咳嗽**：核桃仁90克、柿饼30克，蒸熟，每日分为3次服用。

◎**润肺止咳**：新鲜百合40克、蜂蜜15克，拌匀，蒸透，每次取数片嚼食，每日数次。适用于燥热咳嗽、咽喉干痛等。服用期间宜辅食枇杷、香蕉、柿饼等润肺止咳食品，忌食辛辣食品。

消化系统疾病及不适

慢性胃炎

慢性胃炎是指由不同病因所致的胃黏膜慢性炎症，最常见的是慢性浅表性胃炎和慢性萎缩性胃炎。导致慢性胃炎的因素很多，其中大部分慢性胃炎是由食用刺激性食物导致，如长期喝浓茶、烈酒或用餐时不充分咀嚼等。

视诊

胃区呈现点状或片状红润，有光泽。

触诊

注释：触诊压痛程度表示方法通常为皱眉（+），眨眼（++），躲闪（+++），疼痛难忍、拒绝按压（++++）。

胃区压痛（+）。

电测

胃区呈现阳性反应。

取穴

脾、胃、神门、皮质下、贲门、食道、小肠、肝等反射区。

按摩手法

将胶布剪成2厘米×0.5厘米的长方形和0.5厘米见方的正方形。前者等距离粘4粒绿豆或小米粒，贴于贲门、食道、胃和小肠反射区；后者粘4粒，贴于肝、脾、神门、皮质下反射区。每天不定时按压，以局部有热胀痛感为度，隔日1次，10次为一个疗程（见上图）。

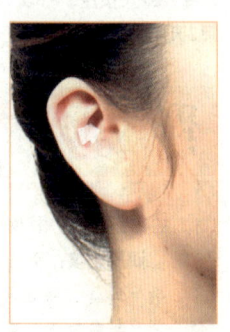

贴压脾反射区

消化不良

消化不良是消化系统的常见病之一，是一种由胃动力障碍所引起的疾病，包括蠕动不好的胃轻瘫和食道反流。消化不良可影响人体对营养物质的摄取，日久会使机体免疫力减弱，易于患病。心情不好、工作过于紧张、天寒受凉、暴饮暴食都易引起消化不良。

取穴

小肠、脾、胃、十二指肠、皮质下、贲门、肝、胆等反射区。

按摩手法

耳郭局部消毒，将莱菔子或王不留行籽置于0.5厘米见方的胶布中间，选准穴位，将放置有莱菔子的胶布对准穴位贴压，每次选3～4个穴位，两耳交替进行。每天每穴按压5～8次，使局部产生痛热胀感。每次贴敷2天，隔2天贴1次，10次为一个疗程（见右上图）。

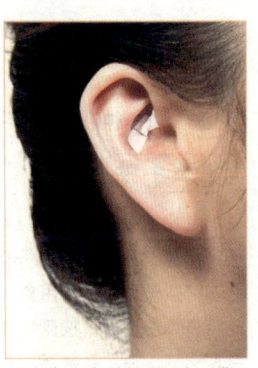

用莱菔子贴压小肠、十二指肠、胃反射区

国医小课堂

治疗消化不良的小妙方

◎**山楂消食片**：去核山楂、山药，放入蒸屉蒸熟后，压泥，加入白糖适量，揉条切厚片。

◎**神曲粥**：神曲15克，研细末，用水浸泡5～10分钟，水煎，过滤留汁，加入粳米100克，煮稀粥，每日分早晚2次服用。

食欲不振

在当今快节奏和竞争激烈的社会环境中,人们很容易产生失眠、焦虑等紧张情绪,导致胃酸分泌功能失调,引起食欲下降、食欲不振等问题,时间长了会出现精神疲惫、体重减轻、记忆力下降、抗病力减弱等。食欲不振可以按病因治疗,宣健脾胃,消食和中。

取穴

脾、胃、神门、皮质下、内分泌、小肠、肝、胆等反射区。

按摩手法

每次取2～4穴,将1粒王不留行籽或莱菔子、绿豆、小磁珠,置于0.5厘米见方的小胶布上,贴敷于耳穴上,用食、拇指捻压至酸沉麻木或疼痛为佳,每日按压4～6次。每次贴一侧耳,两耳交替,每次贴敷2天,隔日1次,10次为一个疗程(见右图)。

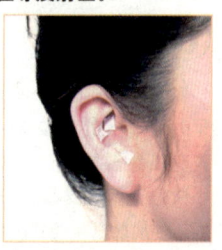

贴压内分泌、脾、小肠反射区

国医小课堂

治疗食欲不振的小妙方

◎**葡萄蜂蜜膏**:鲜葡萄500克,绞汁用小火熬至膏状,加入适量蜂蜜,每次服一汤匙,可除烦止渴。适用于食欲不振等症。

◎**梨粥**:鸭梨3个,切碎,水煎半小时后取汁与大米适量煮粥,趁热食用。

胃酸过多

胃酸过多是指酸水由胃中上泛而引起的疾病，常因肝火内郁、胃气不和、脾胃虚寒等原因所致。胃酸可以帮助消化，但如果胃酸过多反而会伤及胃、十二指肠，甚至将黏膜、肌肉"烧破"，造成胃溃疡或十二指肠溃疡等疾病。

取穴

贲门、食道、胃、肝、脾、胰、皮质下、交感、口等反射区。

按摩手法

每次选3~4个穴位，用医用酒精对所选穴位处进行消毒，然后用0.5厘米见方的医用胶布，将1粒王不留行籽或莱菔子置于胶布中央，选准穴位，将王不留行籽压贴于穴位上。每天按压4~6次，直至耳部有热痛感为宜，每次贴敷2~3天，夏季可缩短为1天（见右图）。

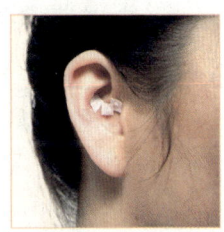

用莱菔子贴压肝、胃、食道反射区

国医小课堂

缓解胃酸过多的食疗妙方

胃酸过多的患者应该在日常饮食中多吃碱性食物。如苏打饼干、面包，多饮红茶。严重的胃酸过多患者，可将生姜和普洱茶一起煮后喝汤。胡萝卜也可治胃酸过多症，因为胡萝卜为碱性食物，汁多味甘，有中和作用。吃胡萝卜时应该注意表面细菌，应洗净后表面擦盐，用冷开水冲洗后再食用。

慢性胆囊炎

慢性胆囊炎是一种胆囊慢性炎症的病变。一部分为急性胆囊炎演变而成,但大部分既往并无急性发作史。约70%的患者伴有胆结石,由于胆结石刺激,加上长期慢性炎症,往往会导致反复多次急性发作。少数长期慢性胆囊炎及合并胆道结石阻塞的患者,可能会发生急性胰腺炎或胆汁性肝硬化。

视诊

胆区呈白色片状隆起,边缘清楚。

触诊

胆区片状隆起发硬,触及条索,压痛不明显。

电测

呈弱阳性反应。

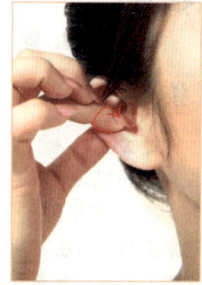

按揉肝反射区

取穴

肝、胆、胰、耳尖、内分泌、皮质下等反射区。

按摩手法

1.清洁耳部后,轻揉耳郭,用食指指端点按肝、胆、胰反射区,各3~5分钟,可在点按的同时轻揉反射区,用力先由轻到重,再由重到轻,均匀有渗透力地按摩,缓慢放松(见上图)。
2.在胰、胆反射区用重捏快松的手法,反复10次,以能耐受为度,双耳交替进行按摩。
3.点压耳尖、内分泌、皮质下反射区2~3分钟,至局部皮肤红润为佳。
4.以上各穴用拇指和食指指腹反复轻揉5~10次,双耳交替进行。

脂肪肝

脂肪肝是由各种原因引起肝内脂肪沉积过多的疾病，发病原因多为肥胖、酗酒、营养不良等。其主要临床表现为疲乏、食欲不振、腹胀、嗳气、肝区胀满、疲倦乏力、恶心、呕吐、体重减轻、肝区或右上腹隐痛等。

取穴

肾、胃、肺、肝、脾、内分泌等反射区。

按摩手法

1. 清洁耳部，再轻揉耳郭，由上至下5~6次，至局部红润为止。
2. 点掐肾、胃、脾、肺、肝反射区各10次，以可耐受为度，双耳交替进行或用莱菔子等贴压，效果更佳（见上图）。
3. 提捏交感区1~2分钟，在可耐受范围内逐渐加力，重复按摩3~6次；点按内分泌反射区10次，至耳部有热感即止。
4. 反复轻揉上述各反射区3~6次，力度由轻至重，双耳交替进行按摩。

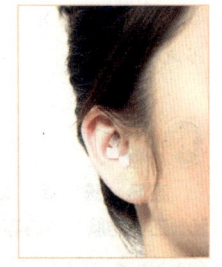

贴压肾、胃、肺反射区

国医小课堂

脂肪肝的食疗方案

补充对治疗肝病有益的各种维生素和矿物质，特别是富含叶酸、胆碱、维生素E、维生素C、维生素B_{12}、钾、锌、镁等的食物，可以促进和维持身体正常代谢，纠正或防止营养缺乏。主食应粗细杂粮搭配，多吃蔬菜、水果和藻类。

慢性腹泻

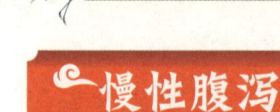

慢性腹泻是消化系统疾病中的常见疾病。病程在两个月以上的腹泻或间歇期在2~4周内的复发性腹泻,称为慢性腹泻。

慢性腹泻的主要症状是排便次数明显超过平日习惯的频率,粪质稀薄,每日排粪量超过200克,或含未消化食物和脓血。

引发慢性腹泻的原因主要有肠腔内渗透压增加且超过血浆渗透压、吸收功能出现障碍、肠分泌增多、肠功能失调或蠕动亢进等。

取穴

直肠、脾、胃、肝、胰、十二指肠、小肠、升结肠、横结肠、降结肠、乙状结肠、神门等反射区。

按摩手法

1. 清洁耳部后,轻揉耳郭部,由下至上5~6次。
2. 用发卡点按小肠、直肠反射区,反复10次,以能耐受为度,双耳交替进行按摩(见右图)。
3. 用食指指端或发卡后端点按胃、脾、肝、胰、十二指肠、升结肠、横结肠、降结肠、乙状结肠反射区2~3分钟。
4. 用发卡后端点按神门反射区1~2分钟,缓慢用力,至局部皮肤红润。
5. 用拇指和食指指腹反复轻揉上述反射区3~6次,按摩力度先由轻到重,再由重到轻,均匀有渗透力地按摩,双耳交替进行。

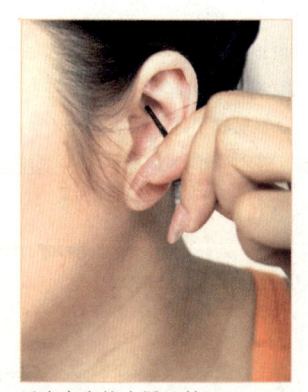

用发卡点按小肠反射区

便秘

便秘是指大便干燥，排出困难，或者排便间隔时间较长，虽有便意，但艰涩难下，常数日一行，甚至需用泻药或灌肠才能排出大便的病症。长期便秘会带来许多不良后果，如肛裂、痔疮、脱肛等继发症。

视诊

大肠区呈片状或条索状隆起，可见有糠皮样脱屑。

触诊

大肠区呈片状或条索状隆起发硬，亦可触及条索。

电测

大肠区可呈阳性反应。

取穴

肺、大肠、直肠、胃、脾、小肠、十二指肠、肛门、肝、心、肾等反射区。

按摩手法

1. 常规消毒耳部，选3~4个穴位，用0.5厘米×0.5厘米的小块胶布，中间粘1粒王不留行籽或莱菔子，对准穴位，将放置有莱菔子的胶布对准穴位贴压，两耳交替进行。每天每穴按压5~8次，以耳部有酸沉麻木或疼痛烧灼感为佳。可留置2日，至下次治疗时更换莱菔子，再选用其他穴位治疗。
2. 按压大肠、胃、脾、小肠、肛门等反射区，至局部有酸胀感为宜（见右图）。

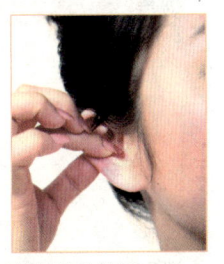

按压胃反射区

胃动力不足

"胃动力"是指胃排空的能力,胃出现了问题就会影响人体的消化功能,其主要症状有腹部胀满、口中异味、呕吐、便秘等。胃动力不足的患者大部分是食物停留在胃中,积聚不消化,导致胃气停滞,而长期胃动力不足会引起多种胃肠疾病。

取穴

小肠、脾、胃、肾、心、十二指肠、皮质下、贲门、肝、胆等反射区。

按摩手法

耳郭局部消毒后,选3~4个穴位,取莱菔子或王不留行籽1粒,置于0.5厘米×0.5厘米的胶布中间,选准穴位,将放置有药粒的胶布对准穴位贴压,两耳交替进行。每天每穴按压5~8次,使局部产生痛热胀感。每次贴敷2天,隔2天贴1次,10次为一个疗程。如果症状较重者,每天可适度增加按摩次数(见右上图)。

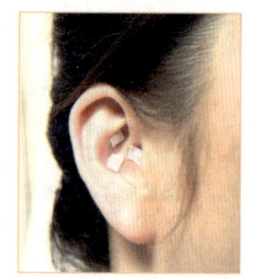

贴压胃、肾、贲门反射区

国医小课堂

增强胃动力的方法

◎要想增强胃动力,在平日的饮食上要注意,少量多餐,减少每餐的分量,尤其不能忽略早餐。
◎避免吃太油腻的食物,避免烟、酒、辣椒等刺激性食物。
◎用餐后不要立即躺下,并避免睡前吃东西。

神经系统疾病及不适

神经性头痛

神经性头痛多是由精神紧张、生气引起的疾病，激动、生气、失眠、焦虑或忧郁等因素常使头痛加剧。

神经性头痛的主要症状为持续性的头部闷痛、压迫感、沉重感，有的患者自诉为头部有"紧箍"感。患者多伴有头晕、烦躁易怒、焦虑不安、心慌气短、恐惧、耳鸣、失眠多梦等症状。

取穴

脑、颞、额、枕、肾上腺、扁桃体、内分泌、肝、神门等反射区。

按摩手法

1. 每次取2~4穴，取王不留行籽或莱菔子1粒，置于0.5厘米×0.5厘米的方形胶布上，找准穴位，贴敷于耳穴上，用食指、拇指捻压至酸沉麻木或疼痛为佳，每日按压4~6次（见右图）。
2. 每次贴一侧耳，两耳交替，每次贴敷2天，夏季1天更换1次，10次为一个疗程。

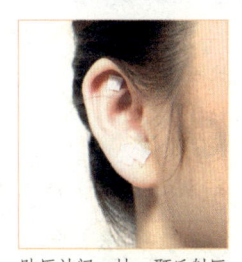

贴压神门、枕、颞反射区

国医小课堂

缓解神经性头痛的妙方

早晨或晚上入睡前洗个温水澡；在新鲜空气中散散步或小跑步；热敷颈部和背部；对头皮、颈部肌肉进行轻柔的按摩，用手指压迫穴位等，这些方法可以减轻局部肌肉痉挛、收缩，从而减少头痛发生的频率。

坐骨神经痛

坐骨神经痛是指沿坐骨神经分布区域以臀部、大腿后侧、小腿后外侧、足背外侧为主的放射性疼痛。

坐骨神经痛多见于中老年男子，以单侧较多。患者首先感到下背部酸痛和腰部僵直，或者在发病前，走路和运动时下肢有短暂的疼痛，后逐步加重发展为剧烈疼痛。疼痛一般由腰部、臀部或髋部开始，向下沿大腿后侧、膝窝、小腿外侧和足背扩散，可伴烧灼样或针刺样疼痛，夜间会加重。

电测

臀穴、髋穴、坐骨穴、膝关节穴、腓肠肌点、踝穴、跟穴、趾穴均呈良导反应。

取穴

心、皮质下、神门、臀、下腹、胸、肾上腺等反射区。

按摩手法

1. 清洁耳部后，轻揉耳郭，由下至上3～6次。
2. 点揉臀、下肢、心、皮质下反射区，反复10次，双耳交替进行按摩（见右图）。
3. 在胸、肾上腺反射区用向上重提向外轻拉的手法，按摩2～3分钟。
4. 点按神门反射区2～3分钟，至局部皮肤红润。
5. 拇指和食指指腹反复轻揉上述反射区5～10次，按摩力度先由轻到重，再由重到轻，手法要均匀、柔和、有渗透力，双耳交替进行。

用食指点揉臀反射区

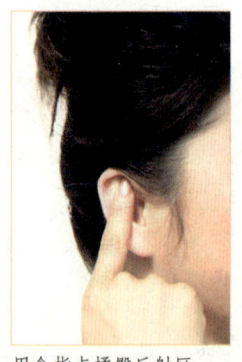

失眠

失眠是指由各种原因导致的经常不能正常入睡或睡眠质量不佳的疾病。失眠的症状表现多种多样：或思虑纷杂，不易入睡；或睡眠程度不深，醒后反觉疲倦；或时睡时醒，醒后难再入睡，甚至整夜不能入睡。

取穴

神门、心、肾、肝、脾、胃、内分泌等反射区。

按摩手法

1. 清洁耳部后，轻揉耳郭，用食指和拇指指腹反复摩擦5～10次。
2. 食指指端或尖状物点按神门、心、肝、肾反射区，各2～3分钟，双耳交替进行按摩（见右图）。
3. 点按脾、胃、内分泌反射区，各1分钟，以被按摩者可耐受为度，双耳交替进行按摩。
4. 在每个穴位用食指和拇指指腹反复摩擦，力度适中，重复3次。

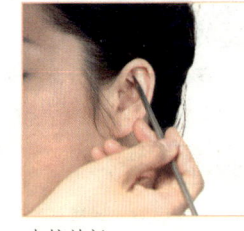

点按神门

国医小课堂

创造良好的睡眠环境

无论是南方的床还是北方的炕，在安放或修造时都应南北顺向，入睡时头北脚南使机体不受地磁的干扰。硬度宜适中，过硬的床会使人因受其刺激而不得不时翻身难以安睡，睡后周身酸痛；枕高一般以睡者的一肩（约10厘米）为宜。

偏瘫

偏瘫又叫半身不遂，是指一侧上下肢、面肌和舌肌下部的运动障碍，它是急性脑血管疾病的一个常见症状。偏瘫患者一般都伴有肢体肿胀、肩周炎及营养代谢障碍，如果不及时治疗，情况可能会越来越严重。

轻度偏瘫患者虽然尚能活动，但走起路来，往往上肢屈曲，下肢伸直，单侧肢体活动不利，严重者常卧床不起，丧失生活能力。

取穴

脾、神门、内分泌、皮质下、肾、胃、膝关节、踝关节、肘关节等反射区。

按摩手法

1. 清洗耳部后，轻揉耳郭部，由下至上约5次。
2. 在脾、神门、内分泌、皮质下反射区适当地加重手法，缓慢放松，共3~5分钟。
3. 点按膝关节、踝关节、肘关节反射区5~8分钟，力度以能耐受为度，双耳交替进行按摩（见右图）。
4. 点按内分泌、皮质下、肾、胃反射区，共2~3分钟，至皮肤红润、有热胀感为宜。

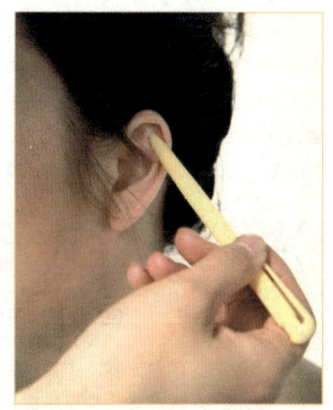

点按膝关节反射区

5. 轻揉以上反射区各2~5次。力度先由轻到重，再由重到轻，用力和缓，手法要均匀、柔和、有渗透力，双耳交替进行按摩。

面瘫

面瘫即面神经麻痹，俗称口眼歪斜，是一种常见疾病，以周围性面瘫较为常见。据调查显示，心理因素是导致面瘫的因素之一，有相当一部分患者发病前存在身体疲劳、精神紧张、睡眠不足或身体不舒服等情况。

本病起病急，无明显诱因，多在晨起时发现口角偏向一侧。一侧面部呆滞、麻木、瘫痪，出现不能皱眉、鼓腮漏气、眼睑不能闭合、额纹消失等症状。

取穴

面颊、皮质下、口、眼、内分泌、额、神门等反射区。

按摩手法

1.清洁耳部后，轻揉耳郭部，由下至上5~6次，至皮肤红润。

2.在面颊、皮质下用重度点掐的手法，反复10次，以患者耐受为度，双耳交替进行按摩。

3.点按口、眼、额反射区各2分钟，力度适中即可（见右图）。

4.提捏神门、内分泌反射区各2分钟，力度适中，在患者耐受范围内逐渐加力，至局部皮肤红润为宜。

5.轻揉上述反射区各5~6次，持续3~5分钟，力度先由轻到重，再由重到轻，缓慢结束。

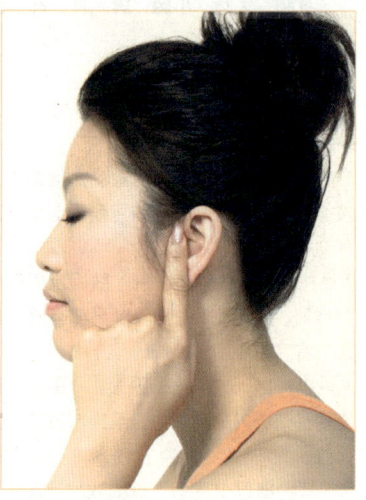

点按口反射区

胃肠神经官能症

胃肠神经官能症是由于高级神经功能紊乱所引起的胃肠功能障碍，主要表现为胃肠分泌与运动功能紊乱，患此病者并无器质性病变。

此病的主要症状为呕吐、恶心、厌食、反酸、嗳气、食后饱胀、上腹不适或疼痛，肠道症状多有腹痛不适及肠鸣、腹泻或便秘。并常伴有失眠、焦虑、精神涣散、头痛等症状。

胃肠神经官能症的致病因素很多，常见的有情绪紧张、精神压抑等。另外，该病多见于青壮年，且女性高于男性。

取穴

直肠、大肠、小肠、脾、胃、肝、胰胆、神门等反射区。

按摩手法

1. 清洁耳部后，轻揉耳郭部，由下至上5～6次，至皮肤红润为宜。
2. 在大肠、直肠反射区用重度点掐的手法按摩，反复10次，以患者可耐受为度，双耳交替进行按摩。
3. 点按脾、胃、小肠、肝、胰胆反射区各2分钟，手不离开皮肤，以局部有轻胀痛感为宜（见右图）。
4. 提揉神门2分钟，力度适中，在被按摩者耐受范围内逐渐加力，至局部皮肤红润为佳。
5. 在耳尖部以中度手法点掐数次，至局部有热胀感为佳。按摩力度先由轻到重，再由重到轻，均匀有渗透力地按摩，双耳交替进行。

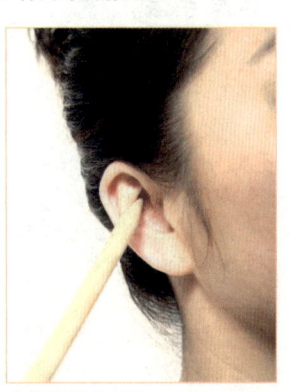

点按胰胆反射区

神经衰弱

神经衰弱是指由于某些长期存在的精神因素引起脑功能活动过度紧张，从而产生精神活动能力减弱的症状。神经衰弱患者，往往存在着持续性的紧张或内心矛盾。当这些紧张和矛盾超过承受限度时，就会导致神经衰弱。

神经衰弱的主要临床表现是易于兴奋又易于疲劳，常伴有各种不适感和睡眠障碍，但无器质性病变发生。

视诊

神经衰弱区呈不规则的隆起。

触诊

神经衰弱区呈条片状软骨增厚。

电测

神经衰弱区、心区、神经系统皮质下，均呈阳性反应。若神经衰弱点呈阳性反应，则提示睡眠轻、易醒，且醒后仍难以入睡。

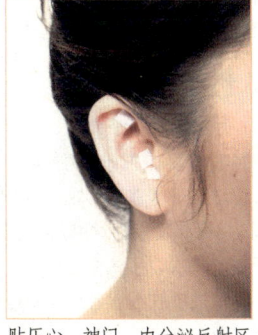

贴压心、神门、内分泌反射区

取穴

心、神门、内分泌、脾、胃、肝、胆等反射区。

按摩手法

1. 每次取2～4个穴位，将1粒王不留行籽或莱菔子，置于0.5厘米×0.5厘米的方形胶布上，找准穴位，贴敷于耳穴上，用食、拇指捻压至酸沉麻木或疼痛为佳，每日按压4～6次（见上图）。

2. 每次贴一侧耳，两耳交替，每次贴敷2天，10次为一个疗程。

眩晕

眩晕是一种自身或外界物体的运动性幻觉,是对自身平衡和空间位象的自我感知错误。眩晕往往是动脉硬化、脑血栓等心脑血管疾病的征兆之一,一旦发生,就需要提高警惕了。

其主要临床表现为患者睁眼时,感觉周围景物在旋转,闭眼又觉得自己在转动,同时常伴有耳聋、耳鸣、恶心、呕吐、面色苍白、眼球震颤等症状。

取穴

心、脑、耳、内分泌、肾、神门、交感等反射区。

按摩手法

1.每次选2~3个穴位,将六神丸或王不留行籽等颗粒状物,置于0.5厘米见方的胶布上,选准穴位,贴于所选耳穴处(见右图)。

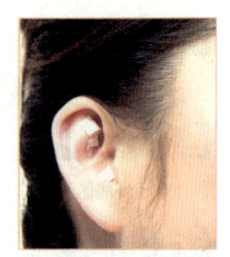

贴压神门、心、肾反射区

2.拇指和食指相对用力按压贴敷的穴位处,每天按压6~8次,手法由轻到重,以有热胀痛感为宜。2天更换1次,两耳交替。夏季或皮肤敏感者,可缩短贴压时间;若症状较重者,可增加按揉次数。

国医小课堂

诊断眩晕,及时就医

引起眩晕的原因复杂繁多,患者必须向医生详细叙述病史及发作的具体经过,还必须接受一系列检查,以明确引起眩晕的原因。在未找出病因前,不能随意购药服用,以免贻误病情。

感觉系统疾病及不适

耳鸣

耳鸣主要是由肾精亏虚、脾气虚弱、情志失调、饮食所伤等因素引起的疾病。耳鸣是耳病的一种症状，也往往是耳聋的前兆，当出现耳鸣时，一定不要轻视，要抓紧时间对其诊断治疗。

视诊

内耳穴呈点状、片状、线状的红润、暗紫或褐色，皮肤皱褶、凹陷。

触诊

内耳穴凹陷。

电测

内耳穴呈阳性反应。

取穴

翳风、听宫、听会、耳门等穴位。

按揉听宫穴

按摩手法

1.两食指按揉两侧翳风、听宫、听会、耳门诸穴，顺逆时针各20圈（见右图）。
2.两拇指指腹紧贴耳后，两中指指腹紧贴耳屏前，两手同时用力上下来回摩擦，计为1次，反复操作10次。
3.双手十指屈曲成耙形，从前额向后枕部梳理，经枕骨向下五指并拢，两手横掌分别紧贴两耳，用掌心摩耳，反复进行20次。
4.用两手食指分别塞入两耳道，转几圈骤然拔出，呼气，反复进行20次。
5.用两手横掌分别捂两耳，两手食指并拢按压后脑枕骨下，按住不动，吸气；两掌心骤然离开，呼气。两掌再次捂耳，一吸一呼，反复进行20下。

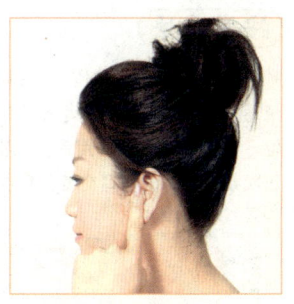

眼睛干涩

眼睛干涩指两眼干燥少津、干涩不适、易感疲劳，它不仅使人感到难受，时间长了还会影响人的视力。用眼较多的人，尤其是老年人常会有眼睛干涩的情况。一般情况下，眼睛干涩多与用眼过度、长时间看电视或电脑屏幕等有辐射的物体有关。还可能是长期营养不良、偏食，导致维生素A、维生素D、维生素B₂等多种营养素缺乏所造成的。

取穴

眼、心、神门、肝、内分泌、脾、胃、肝、胆等反射区。

按摩手法

每次取2~4个穴位，将1粒王不留行籽或莱菔子，置于0.5厘米见方的胶布上，找准穴位，贴敷于耳穴上，用食、拇指捻压至酸麻胀痛为佳，每日按压4~6次。每次贴一侧耳，两耳交替，每次贴敷2天，10次为一个疗程（见上图）。

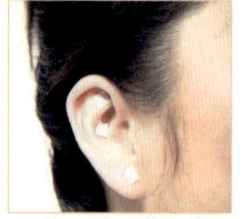

贴压肝、眼、神门反射区

国医小课堂

补充维生素，预防眼睛干涩

素有"护眼必需营养"之称的维生素A，是预防眼睛干涩、夜盲症的首选，以胡萝卜及绿、黄色蔬菜和红枣含量最多；B族维生素是视觉神经的营养来源之一，如果B族维生素不足，眼睛就会容易疲劳，引起角膜炎等。

运动系统疾病及不适

关节炎

关节炎是一种常见的慢性疾病，指由炎症、感染、创伤或其他因素引起的关节炎性病变。很多因素都可引发关节炎，如活动时间过长导致的关节过度疲劳、饮食不当造成的酸性体质、钙质的大量流失等。关节炎常伴有并发症，如病理性骨折、肢体生长障碍、肢体畸形等。

取穴

膝关节、踝关节、肘关节、腕关节、指关节、肾、脾等反射区。

按摩手法

1. 清洁耳部后，由上至下轻揉耳郭5~6次，至耳部皮肤有热胀感为宜。
2. 圆珠笔点按膝关节、踝关节、肘关节、腕关节、指关节、肾、脾反射区，反复按摩5分钟，逐渐用力，以局部有胀热感为度，双耳交替进行按摩（见上图）。

点按膝关节反射区

3. 搓摩相应的关节反射区2~3分钟，力度适中，至局部皮肤红润为宜。力度先由轻到重，再由重到轻，双耳交替进行按摩。

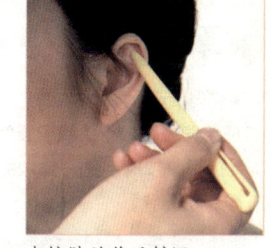

国医小课堂

治疗关节的小妙方

虎骨木瓜酒：川芎、当归各30克，续断、天麻、红花各30克，玉竹60克，桑枝12克，浸泡于10升的白酒中，7日后服用。

腰肌劳损

腰肌劳损为临床常见病。患有腰肌劳损的人腰部外形及活动多无异常，也无明显腰肌痉挛，少数患者腰部活动稍受限。主要症状为腰部酸痛或胀痛，部分为刺痛或灼痛。劳累时增加休息时间可减轻症状，适当活动和经常改变体位时也可减轻。

取穴

神门、腰骶椎、皮质下、肾、膀胱等反射区。

按摩手法

1. 清洁耳后，找准穴位，逐渐用力按压以上穴位至发热，若能放射至腰部最好。
2. 食指指腹按摩上述穴位，每穴2分钟，至局部有酸胀感为宜。

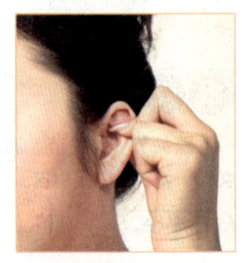

捏揉腰骶椎反射区

3. 捏揉腰骶椎、神门、皮质下反射区，各区持续约2分钟，以可耐受为度，双耳交替进行按摩（见右上图）。
4. 中等力度点按肾、膀胱反射区各2分钟，至局部皮肤红润为宜。

国医小课堂

加强锻炼，预防腰肌劳损

腰肌劳损的腰痛是可以预防的，要加强锻炼，特别是常年坐着工作的人，应有目的地加强腰背肌肉的锻炼。避免弯腰加重负担，拿重物时，身体尽可能靠近物体，够不着不宜勉强。睡觉时应保持脊柱的弯曲，避免潮湿环境和受寒。

下肢静脉曲张

下肢静脉曲张是四肢血管疾患中最常见的疾病之一,发病时下肢浅表静脉发生扩张、延长、弯曲成团状。本病多见于从事站立工作或体力劳动的人。临床检查可见患肢浅静脉隆起、扩张、迂曲等,站立时症状更明显。

取穴

脾、交感、心、下肢、神门、内分泌、皮质下、肾等反射区。

按摩手法

1. 清洗耳部后,轻揉耳郭部,由下至上按摩6次。
2. 在脾、交感、心、下肢、皮质下反射区适当加重手法按揉,缓慢放松,共3~5分钟。
3. 点按内分泌、皮质下、肾、神门反射区2~3分钟,至皮肤红润、有热胀感为宜(见右图)。
4. 轻揉上述各反射区2~5次。力度先由轻到重,再由重到轻,双耳交替进行。

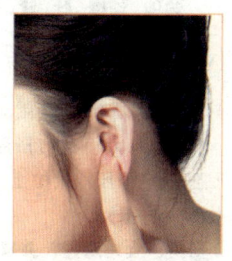

点按内分泌反射区

国医小课堂

缓解下肢静脉曲张的妙方

穿着减压弹力袜可以有效缓解下肢静脉曲张。每天早上起床下地前穿上,晚上睡觉时脱下来,每天坚持穿8小时以上,下肢不会像平时那样容易酸胀、乏力、麻木、肿痛,对于下肢长期肿胀的患者,穿用一个多月后,腿部肿胀症状会逐渐消失。

颈椎病

颈椎病又称颈椎综合征，主要由颈椎长期劳损、骨质增生、椎间盘突出、韧带增厚等原因使颈椎脊髓、神经根或椎动脉受压而出现一系列功能障碍的临床综合征。该病多发于中老年人，且男性发病率比女性高。其主要表现为颈项僵硬、活动受限、一侧或两侧颈肩臂放射痛，并伴有手指麻木、肢体沉重、感觉迟钝等症状。

取穴

颈项、颈椎、肝、肾、神门、肩等反射区。

按摩手法

1. 耳郭用酒精或碘附消毒，用0.5厘米×0.5厘米大小的方形胶布将王不留行籽贴压固定于所取穴位上，每次选3~4个穴位（见右图）。

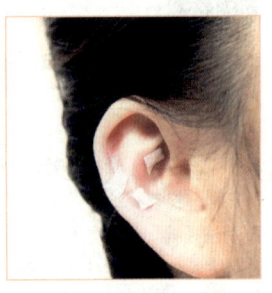

贴压颈椎、肾、肩反射区

2. 拇指、食指对捏，并揉压耳穴贴压物，以自感耳压部有疼痛为宜，揉压至耳郭部感到潮红发热为度。

国医小课堂

预防颈椎病的措施

颈椎病患者睡觉时不可俯睡，枕头不可过高、过硬或过平，避免和减少急性损伤；防风寒、潮湿，避免午夜、凌晨洗澡或受风寒吹袭；改正不良姿势，减少劳损，每低头或仰头1~2小时，需要做颈部活动，以减轻肌肉紧张度。

肩周炎

肩周炎是肩关节周围发炎的简称,多发于50岁左右,有"五十肩"之称,也称"漏肩风",是以肩部酸痛和运动功能障碍为主要特征的常见病之一。

肩周炎主要症状为疼痛和功能活动受限。早期呈阵发性疼痛,逐渐发展为持续性疼痛,昼轻夜重,不能向患侧侧卧。严重者出现肩关节活动障碍,梳头、穿衣服等动作受限,屈肘时手不能摸对侧肩。日久可能发生肩部肌肉萎缩,上肢活动无力等症状。

视诊

肩穴部呈点状、片状白色或褐色隆起变形。

触诊

肩穴部凹凸不平,并可触及条索。

电测

肩穴部呈阳性反应。

取穴

肩、神门、锁骨、肝、肘等反射区。

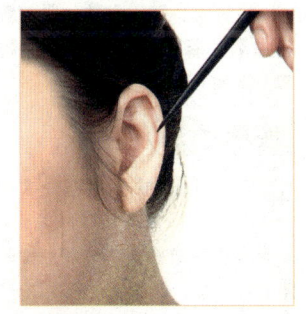

点按肩反射区

按摩手法

1. 清洁耳部后,轻揉耳郭部,均匀按摩,至局部皮肤红润为宜。
2. 用按摩棒点压肩、锁骨、肘反射区,各3～5分钟,力度由轻到重(见上图)。
3. 在肩、锁骨反射区,用捏揉的手法按摩,重复10次,双耳交替进行。
4. 点压神门、肝反射区,各1～2分钟,力度适中,不可过重。
5. 反复摩擦上述重点穴位,各2～3次,至局部皮肤红润、有热感为佳。

骨质疏松症

骨质疏松症是一种中老年常见疾病，病情较轻时常无症状。直到发生了疼痛性脊椎骨折或出现髋部及腕部的骨折症状才被明确，因此被看作是"寂静的杀手"。

骨质疏松症主要表现是疼痛，以腰背疼痛多见，占疼痛患者的70%～80%。疼痛可沿脊柱向两侧扩散，仰卧或坐位时疼痛减轻，直立、久立或久坐时疼痛加剧。日间疼痛轻，夜间和晨起时弯腰、肌肉运动、咳嗽、大便用力时会使疼痛加重。严重者可出现骨折或呼吸系统功能下降，这是本病最常见和最严重的并发症。

取穴

内分泌、脑、垂体、肾、脾、膝关节、踝关节、肘关节、腕关节、指关节等反射区。

按摩手法

1. 清洁耳部后，由上至下轻揉耳郭5～6次，至耳部有热胀感为宜。
2. 食指指端或圆珠笔笔端点揉内分泌、脑、垂体、肾、脾反射区各2分钟，以局部有酸胀感为佳（见右图）。
3. 指端点压肘关节、指关节、腕关节、膝关节、踝关节反射区，反复按摩5分钟，逐渐用力，以局部有热感为宜，双耳交替进行按摩。

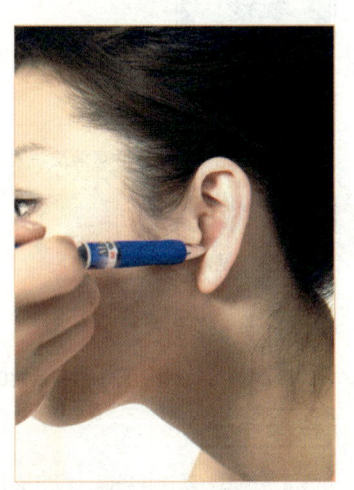

用笔端点揉内分泌反射区

4. 搓摩相应的关节反射区2～3分钟，力度适中，至局部皮肤红润为宜。力度先由轻到重，再由重到轻，双耳交替进行按摩。

小腿抽筋

外界环境的寒冷刺激、疲劳、睡眠、休息不足、女性雌激素下降、骨质疏松、钙水平过低、睡眠姿势不当等都可能引起小腿抽筋。

取穴

臀、髋、膝、踝、跟、皮质下、神门、肾上腺等反射区。

按摩手法

1. 清洁耳部后,轻揉耳郭,由下至上3~6次。
2. 在臀、髋、膝、踝、跟反射区用重提轻放的手法提拉,反复10次,以可耐受为度,双耳交替进行(见右图)。

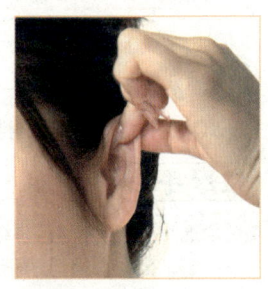

提拉膝、踝反射区

3. 在肾上腺、皮质下反射区用向上重提向外轻拉的手法,按摩2~3分钟。
4. 点按神门2~3分钟,至局部皮肤红润为宜。
5. 拇指和食指指腹反复轻揉上述穴位5~10次,按摩力度先由轻到重,再由重到轻,手法要均匀、柔和、有渗透力,双耳交替进行。

国医小课堂

快速缓解小腿抽筋的方法

取坐位,伸直抽筋的腿,用手紧握前脚掌,脚掌向上翘到最大限度。向外侧旋转抽筋那条腿的踝关节。旋转时动作要连贯,中间不能停顿,以缓解小腿抽筋。

落枕

落枕也称失枕，是一种常见病，好发于青壮年，以春冬季多见。导致落枕的常见原因有肌肉扭伤、受风寒等。落枕的常见发病经过是入睡前并无任何症状，晨起后却感到一侧颈项部明显酸痛、强直，颈部活动受限。

取穴

颈项、神门、颈椎、胸椎、肾等反射区。

按摩手法

1.每次选2～3个反射区，将绿豆、莱菔子或王不留行籽，用0.5厘米见方的伤湿止痛膏贴于耳部相关穴位处（见右图）。

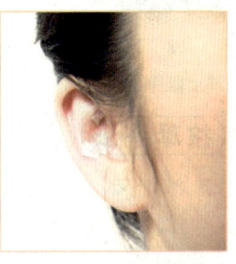

贴压颈椎、颈项、肾反射区

2.每次按压0.5～1分钟，每天按压6～8次，手法由轻到重，以有热胀痛感且能忍受为度，患者同时转动头颈。此间，大多数患者症状缓解或消失，宜常按压以巩固疗效。

国医小课堂

改善落枕的方法

◎用热水袋、电热手炉、热毛巾热敷及红外线灯泡照射均可起到止痛效果。

◎选用正红花油、甘村山风湿油、云香精等，在痛处擦揉。

◎伤湿止痛膏、膨香止痛膏外贴颈部痛处，每天更换1次。孕妇忌用。

足跟痛

足跟痛是由于足跟的骨质、关节、滑囊、筋膜等处病变引起的疾病。此病的主要症状是不能站立或行走，走时呈跛行状，疼痛逐渐加剧，平卧时也会有酸胀、灼热或针刺样疼痛，夜间疼痛更为明显，甚至放射到小腿后侧等部位。

取穴

跟、肾、肝、神门、皮质下等反射区。

按摩手法

1. 清洁耳部后，轻揉耳舟及耳郭部，由下至上5～6次，在相应的反射区加重手法。

线香灸跟反射区

2. 用线香灸跟、肾、肝反射区，反复10～15次，以能耐受为度，至局部出现红晕为最佳，双耳交替进行（见上图）。
3. 点按神门反射区5～6分钟，反复3次，至局部红润为宜。
4. 轻揉上述各反射区5～6次，持续10分钟左右。力度先由轻到重，再由重到轻，反复3次。双耳交替进行按摩。

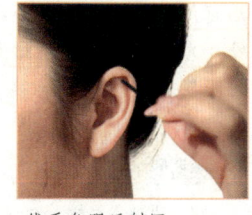

国医小课堂

缓解足跟痛的汉方疗法

◎鲜威灵仙5～10克，捣烂，用陈醋调膏，患足用热水浸泡后敷药，用纱布包扎，每日换药1次，连续6～7日。

◎五加皮、川椒各10克，芒硝19克，老葱3根，水煎，用药液熏泡双脚，每次30分钟，每日1～2次。

循环系统疾病及不适

高血压

高血压是常见的心血管疾病,是一种以体循环动脉血压持续性增高为主要表现的临床综合征,分为原发性和继发性两大类。收缩压≥140毫米汞柱或舒张压≥90毫米汞柱,即可诊断为高血压。

高血压的最初症状多为容易疲劳、头晕、记忆力减退,休息后可消失。血压明显升高时,可出现头晕加重、头痛甚至恶心呕吐。尤其是劳累或情绪激动等原因引起血压迅速升高时,症状更为明显。

视诊

降压点伴有条索,多提示为高血压动脉硬化。

电测

降压点阳性反应而升压点无反应,多提示患有高血压。

取穴

肝、肾、心、角窝上、神门、肾上腺、内分泌等反射区。

按摩手法

1. 点掐或点揉肝、肾、心、角窝上、神门、肾上腺、内分泌反射区各10次,以能耐受为度(见右图)。
2. 双手拇指自上向下揉按左右耳背5~10次,揉至皮肤红润为止。
3. 把小颗粒状药物或种子,如六神丸、王不留行籽、莱菔子等,用小块胶布固定在相应耳部反射区上,每天按揉5~7次,每个反射区每次2~3分钟。

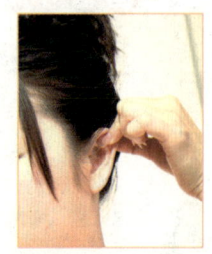

点揉角窝上

心律失常

心律失常是指心脏自律性异常或传导障碍引起的心动过速、心动过缓和心律不齐。精神紧张、大量吸烟、饮酒、喝浓茶或咖啡、过度疲劳、严重失眠等常为心律失常的诱发因素。心律失常多见于心脏病患者，也常发生在麻醉中、手术中或手术后。

心律失常主要症状有心悸、乏力、气短懒言、头晕、晕厥等，有时也无症状。

取穴

心、神门、耳尖、内分泌等反射区。

按摩手法

1. 清洁耳部后，轻揉耳舟和耳郭部，由下至上5～10次，在相应的反射区加重手法。
2. 在心、神门反射区用中等力度点掐，反复进行20次，以患者能耐受为度，双耳交替进行。

捏揉耳尖

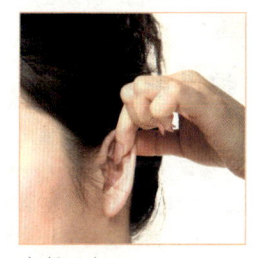

3. 持续捏揉耳尖、内分泌反射区3～5分钟，至局部红热为宜（见上图）。
4. 拇指和食指指腹反复轻揉心、神门、耳尖、内分泌反射区各5～10次，力度先由轻到重，再由重到轻，双耳交替进行按摩。

国医小课堂

心血管疾病的食疗方案

心血管病患者的优选食物有豆类食品、麦芽、玉米、大蒜和洋葱等，长期食用这些食物可降低心脑血管疾病的发生率。

内分泌、代谢性疾病及不适

糖尿病

糖尿病是由遗传和环境因素相互作用而引起的常见病，临床以血糖升高为主要标志。糖尿病的临床诊断标准为：平时静脉血糖≥11.1毫摩尔/升或空腹血糖≥7.0毫摩尔/升。

取穴

胰、神门、内分泌、皮质下、肾、肝、脾等反射区。

按摩手法

每次取2~4个穴位，将1粒王不留行籽置于0.5厘米×0.5厘米的小方胶布上，贴敷于耳穴上，用食指、拇指捻压至酸胀麻木或疼痛为佳，每日按压3~5次。每次贴一侧耳，两耳交替进行，每次贴敷2天，每周贴敷2次，10次为一个疗程。疗程间隔5~7天。糖尿病患者皮肤破损不易愈合，按揉时应轻柔。如皮肤敏感，应缩短贴压时间，以免损伤皮肤（见上图）。

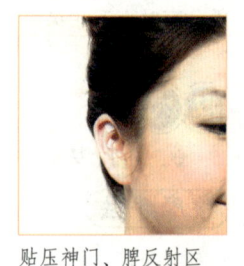

贴压神门、脾反射区

国医小课堂

糖尿病患者的日常保健

保持精神愉快，对血糖稳定很重要。情绪紧张、压抑或激动等，均会影响脑垂体、肾上腺及胰岛功能，导致血糖升高。平时坚持多做游泳、散步、骑车、慢跑、打太极拳等有氧运动，肥胖患者减肥后身体内许多组织对胰岛素的敏感性增强，从而可以改善糖代谢。

高血脂

血脂主要是指血清中的胆固醇和甘油三酯。胆固醇含量增高或甘油三酯的含量增高，或是两者都增高，统称为高血脂。调查显示，高血脂已成为中老年人的常见病，而由此引发的各种心脑血管疾病已成为威胁中老年人生命健康的祸首。高血脂临床上多以头晕、胸闷、心悸、疲乏无力、失眠健忘、肢体麻木等为主要症状，部分高血脂患者在眼皮处会出现黄色小脂肪瘤。

取穴

肝、胆、肾、脾、内分泌、神门、肺、小肠、肾上腺等反射区。

按摩手法

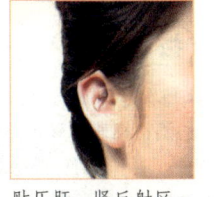

贴压肝、肾反射区

每次取 2～4 个穴位，将 1 粒王不留行籽、绿豆或六神丸，置于 0.5 厘米 ×0.5 厘米的方形胶布上，贴敷于相应穴位处，用食、拇指捻压至酸胀麻木或疼痛为佳，每日按压 4～6 次。每次贴一侧耳，两耳交替进行，每次贴敷 2 天，每周贴敷 2 次，10 次为一个疗程。疗程间隔 5～7 天。按揉时应轻柔，如皮肤敏感或正值夏季，可适当缩短贴压时间（见上图）。

国医小课堂

高血脂患者饮食注意事项

◎减少热量的摄取，保持标准体重。
◎增加富含纤维素食物的摄入，减少脂肪的摄入。
◎适当饮用低度酒，促进血液循环。

肥胖症

肥胖症是因过量的脂肪储存，使体重超过正常标准20%以上的营养过剩性疾病。肥胖可引发各种疾病，如高血脂、高血压、冠心病、脑血栓、糖尿病等。

取穴

内分泌、胃、肺、脾、神门、肝、胆、肾、小肠等反射区。

按摩手法

1.每次选2~3个穴位，操作时先用浓度为75%的酒精棉球对耳穴部位的皮肤消毒。将莱菔子、王不留行籽或绿豆，放于0.5厘米×0.5厘米的方形胶布中心，贴压在选定的穴位上。贴压2~3天为1次，夏季可缩短贴压时间，休息1天后再贴压第2次，10次为一个疗程（见右上图）。

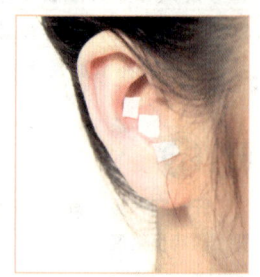

贴压内分泌、胃、脾反射区

2.拇指和食指相对用力按揉穴位，每天按压6~8次，每次每穴2~3分钟，以有微胀痛感为度。

国医小课堂

减肥药物要慎用

目前市面上的减肥药主要有三类：食欲抑制剂、加速新陈代谢减少吸收的药剂、帮助消耗脂肪与热量的药剂，这些药物长期服用对身体危害极大。所以一定要慎重选择减肥方式，最好选择不伤身体，而且对身体有益的健康运动方式。

贫血

血液中的红细胞数和血红蛋白的数量明显低于正常值时称为贫血。诊断贫血的标准为：成年男性血红蛋白含量<120克/升，成年女性血红蛋白含量<110克/升，孕妇血红蛋白含量<100克/升。

贫血的主要症状包括面色苍白、呼吸短促、心慌失眠、头晕耳鸣、健忘、食欲不振、肌肤粗糙、月经量少、舌淡脉细等。

取穴

脾、胃、内分泌、小肠、肝、胆等反射区。

按摩手法

1. 将1粒莱菔子或王不留行籽置于0.5厘米见方的胶布中间，找准穴位，将放置有莱菔子的胶布对准穴位贴压，每次选3～4个穴位，每天每穴按压5次，每次按摩以局部有酸胀痛感为宜，可贴压2～3天更换1次，夏季可1天更换1次，皮肤敏感者使用时应随时观察，如有不适应及时拿掉。

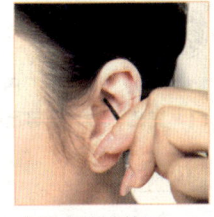

点按小肠反射区

2. 用发卡或其他工具点压以上穴位（见右上图）。

国医小课堂

贫血的食疗妙方

长期吃素食，或者只偏爱肉类、极少吃绿色蔬菜等不平衡的饮食习惯，会导致一些人体必需的营养物质，如蛋白质、B族维生素、叶酸等的缺乏，增加诱发贫血的概率。另外，长期饮用浓茶也会导致铁吸收障碍。

□性保健

更年期综合征

更年期是女性从生育期过渡到老年期的阶段。更年期综合征指因性腺功能衰退,从而引起一系列以自主神经功能紊乱为主的疾病。更年期综合征的主要表现有月经紊乱、烦躁易怒、潮热汗出、腰膝酸软、失眠多梦、头晕耳鸣、健忘多疑、性欲减退、面目或下肢浮肿、胃肠功能紊乱等,严重者甚至情志失常。

取穴

耳尖、皮质下、内分泌、内生殖器、肾、神门、交感、心、肝等反射区。

按摩手法

每次选2~3个穴位,将六神丸或王不留行籽等颗粒状物,置于0.5厘米见方的方形橡皮膏上,贴于所选耳穴处。每天按压6~8次,每次按压手法由轻到重,以局部有热胀痛感且能忍受为度,2天更换1次,两耳交替进行(见右上图)。

贴压耳尖及内分泌、神门反射区

国医小课堂

更年期女性的食疗方案

更年期的女性要注意预防骨质疏松,要适当增加钙的摄入,每日要达到1000毫克以上。每日2~3袋牛奶、1个鸡蛋是必要的。多晒太阳能增加体内维生素D,食用蛋黄、动物肝脏、黄红色蔬菜等能获得维生素A,蛋类、大骨头及维生素C都可促进钙的吸收。

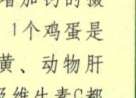

闭经

18周岁月经尚未来潮，或已行经而又中断3个周期以上者即为闭经。青春期前、妊娠期、哺乳期及绝经期的闭经均属正常生理现象，不作病论。此病多由先天不足，体弱多病，多产房劳，肾气不足，精亏血少；大病、久病、产后失血、脾虚生化不足，冲任血少；情态失调，精神过度紧张，受到刺激，气血郁滞不行；多痰多湿，痰湿阻滞冲任等引起。

取穴

心、神门、皮质下、脾、胃、肝、内生殖器、内分泌等反射区。

贴压皮质下、胃反射区

按摩手法

每次取3～4个穴位，将1粒王不留行籽或莱菔子，置于0.5厘米×0.5厘米的方形胶布上，找准穴位，贴敷于耳穴上，用食、拇指捻压至酸胀麻木或疼痛为佳，每日按压4～6次。每次贴一侧耳，两耳交替，每次贴敷2天，夏季1天更换1次，10次为一个疗程（见上图）。

国医小课堂

经期保健妙方

经期要注意保暖，尤其是腰部以下及两足不能受寒；保养脾胃，禁食生冷瓜果，不食辛辣刺激食品，注意劳逸适度，经期不服用寒凉药；平时加强体育锻炼，增强体质，提高健康水平，避免精神刺激，稳定情绪，保持气血通畅。

经前乳房胀痛

经前乳房胀痛是指女性在月经来潮前有乳房胀满疼痛、发硬、有肿块、压痛的现象;重者乳房受轻微震动或碰撞就会胀痛难受。经前乳房胀痛大部分发生在月经前3~5天,可伴有全身不适的症状,如头痛、失眠、烦躁、情绪不稳等。

取穴

盆腔、交感、内生殖器、肾、肝、心、神门等反射区。

按摩手法

1. 点揉盆腔、交感反射区各8次,以可耐受为度,双耳交替进行按摩(见右图)。

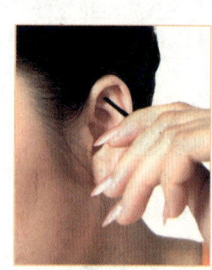

点揉盆腔反射区

2. 食指指端点按肾、内生殖器反射区各3~5分钟。按摩力度先由轻到重,再由重到轻,均匀有渗透力地按摩,双耳交替进行。
3. 点按心、脾、神门反射区各2~3分钟,力度适中,至局部皮肤红润为宜。

国医小课堂

乳房的自我检查

◎**检查乳房的形态**:正常的乳房双侧的形态是对称的,若一侧隆起或凹陷,就应提高警惕。

◎**手触摸检查乳房**:仰卧于床上,右手举过头顶,将左手手指平伸并拢后,以手指的掌面轻轻触摸右侧乳房,逐次触摸检查有无肿块。再以同样的方法检查左侧乳房。

痛经

痛经指经期前后或行经期间，出现下腹部痉挛性疼痛。分原发性和继发性两种。痛经的主要症状有下腹部胀痛、冷痛、隐痛、坠痛，严重者疼痛可延至腰背部。经常伴有全身症状，如乳房胀痛、胸闷烦躁、悲伤易怒、头痛头晕等。

取穴

心、神门、内分泌、内生殖器、盆腔、肾、肝、腹等反射区。

按摩手法

每次取2~4个穴位，找准穴位，可在穴位处画点作为标记。将1粒王不留行籽或莱菔子，置于0.5厘米×0.5厘米的方形胶布上，贴敷于耳穴

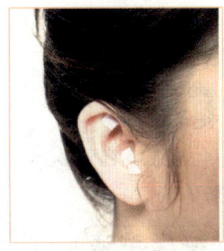

贴压心、神门、内分泌反射区

上。用食、拇指捻压至酸胀麻木或疼痛为佳，每日按压8次，每次2分钟。每次贴一侧耳，两耳交替，每次贴敷2天，月经来之前7天开始贴敷，连续3个月经周期为一个疗程。如症状较重，可适当增加贴敷疗程（见上图）。

国医小课堂

缓解痛经的注意事项

在行经期间，应避免淋雨，忌食生冷食物；保持情绪稳定，精神愉悦，饮食合理平衡，生活规律，劳逸结合，保证睡眠；适度参加运动锻炼，但忌干重活及剧烈运动。另外，在痛经期配合使用热敷法，可减轻疼痛。

逆经

月经来潮前1～2天或行经期间，出现周期性且有规律地吐血、鼻出血而又能自止等症；同时伴有经量减少，好像月经倒行逆上，故称"逆经"。逆经常伴有全身不适、精神不畅、烦躁不安、下腹部胀痛等症状。

逆经可能是由子宫内膜异位引起的，病因可能和各脏层上皮分化异常相关，血液病也是引起逆经的因素之一。

取穴

盆腔、内分泌、内生殖器、心、肾、肝等反射区。

按摩手法

患者取坐位，将莱菔子或王不留行籽置于0.5厘米×0.5厘米的正方形胶布中间，对准相应穴位贴压，每次取3～4个穴位，两耳交替进行，每天按压6～8次。隔两天粘贴1次，10次为一个疗程（见上图）。

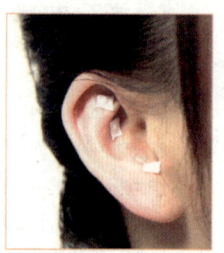

贴压盆腔、内分泌、肾反射区

国医小课堂

了解经期的正常现象

个别女性在月经期有下腹发胀、腰酸、乳房胀痛、容易疲倦、情绪不稳定、易怒或易忧郁等现象，均属正常，不必过分紧张。经期应保持精神愉快，注意保暖，避免寒冷刺激，避免过度劳累，不宜吃生冷、酸辣等刺激性食物。

子宫肌瘤

子宫肌瘤是女性生殖器官中最常见的良性肿瘤。子宫肌瘤的发生率很高,在30岁以上的女性中约为20%;40~50岁发生率最高,为51.2%~60.9%。子宫肌瘤的诱因可能与雌激素分泌过多有关。

子宫肌瘤多无明显症状,若出现症状则表现为阴道出血、腹部触及肿物、不孕、腹痛、白带增多等。

取穴

肝、脾、神门、内分泌、内生殖器、肾、皮质下等反射区。

按摩手法

每次取2~3个穴位,取1粒王不留行籽或莱菔子,用0.5厘米×0.5厘米的方形胶布固定于所选耳穴上,用拇指和食指按揉至酸胀麻木或疼痛为佳。两耳交替贴敷,每次贴敷1~2天,10次为一个疗程。用圆珠笔或其他工具点压以上穴位(见上图)。

点压皮质下反射区

国医小课堂

子宫肌瘤患者的注意事项

◎子宫肌瘤患者应定期检查,如3~6个月做一次B超或妇科检查,禁放官内节育环或长期服用避孕药物,手术两个月后方可进行性生活。

◎饮食忌辛辣刺激,忌饮酒吸烟,忌长时间使用激素类药物。

崩漏

女性不在行经期阴道突然大量出血或淋漓不断者，称为"崩漏"。崩漏是妇科常见病，青春期、更年期或产后女性最为多见。其表现为两种形式：一是规律性出血，经期延长、量多；二是不规律出血，量多，时间长短不一，长期出血者可致贫血。

取穴

内生殖器、内分泌、皮质下、脾、盆腔、肝、心等反射区。

按摩手法

每次选3~4个穴位。用王不留行籽、白芥子或绿豆贴压，将橡皮膏剪成0.5厘米×0.5厘米的方形，将王不留行籽置于橡皮膏上，确定穴位，将橡皮膏贴压固定于所取穴位处，用拇指和食指分别对称地捏揉、揉压耳穴贴压物，以自感耳压部有痛感、耳郭发热为度，两耳交替进行，每天按压5~8次，每次按摩以局部有酸胀痛感为宜。隔两天粘贴1次，10次为一个疗程（见上图）。

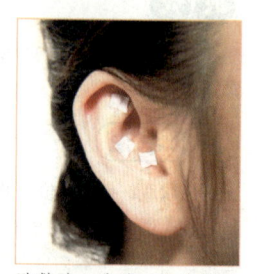

贴敷脾、盆腔、心反射区

国医小课堂

防止崩漏的措施

崩漏患者日常应注意避免过度精神刺激，注意劳逸结合。出血多时应卧床休息，避免劳累。出血期间要保持外阴清洁，禁止性生活。饮食要有节制，少食辛辣或生冷食物。

盆腔炎

盆腔炎是指内生殖器官炎症（包括子宫炎、输卵管炎及卵巢炎）、盆腔结缔组织炎及盆腔腹膜炎。引起急性盆腔炎的主要病因是产后或流产感染、宫腔内手术操作术后感染、经期卫生不良、邻近器官炎症的直接蔓延等。

其主要症状为高热、恶寒、头痛、下腹疼痛；阴道分泌物增多，脓样，有臭味；月经失调；尿频或排尿困难，腰腹部坠胀；便秘、恶心、呕吐等。

视诊

盆腔点呈片状红润。

触诊

盆腔点隆起变形。

电测

盆腔点呈阳性反应。

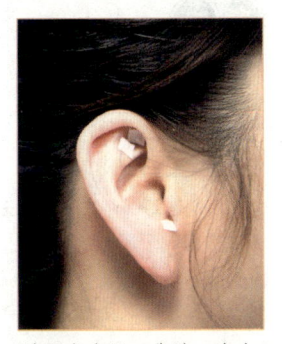

贴压内分泌、盆腔、内生殖器反射区

取穴

内分泌、盆腔、内生殖器、肝、脾、肾等反射区。

按摩手法

用王不留行籽或磁珠贴压，将橡皮膏剪成0.5厘米×0.5厘米的方形，将王不留行籽置于橡皮膏上，定准穴位，将橡皮膏贴压固定于子宫、内分泌、盆腔、生殖器反射区，每天对揉耳穴贴压物，患者自感耳压部有痛感、耳郭发热为度，两耳交替进行，每天按压8~10次，每次2分钟，按摩以局部酸胀痛感为宜。隔两天贴1次，10次为一个疗程（见上图）。

子宫脱垂

子宫脱垂是指子宫位置沿阴道下移,低于坐骨水平以下,甚至部分或全部子宫脱出阴道口外。子宫脱垂常伴有小腹坠胀、带下量多、腰酸腿软、气短、易疲劳、头晕、尿频等症。

分娩造成宫颈主韧带与子宫骶韧带的损伤及分娩后支持组织未能恢复正常为子宫脱垂的主要原因。另外,产褥期产妇长时间仰卧、产后经常蹲式劳动都会诱发子宫脱垂。

取穴

皮质下、交感、内生殖器、脾、肾、肺等反射区。

按摩手法

每次选2~3个穴位,将王不留行籽或莱菔子用胶布固定于所选的耳穴上,每次贴一侧耳穴,双耳交替进行,每日自行做不定时按压,每天按压8次左右,每次2~3分钟,以耳穴出现发热效果为佳。每周换贴3次(见右上图)。

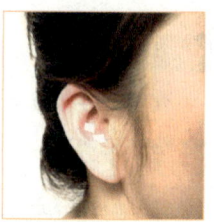

贴压脾、肺反射区

国医小课堂

防止子宫脱垂的办法

◎注意卧床休息,睡时宜将臀部或脚部垫高10厘米。
◎产后不宜过早下床活动,特别是不能过早地参加重体力劳动。
◎节制房事,多食有补气、补肾作用的食品,如山药、莲子、韭菜、大枣等。

不孕症

不孕是指夫妇同居两年以上，配偶生殖功能正常，未避孕而育龄女性不受孕的情况；或曾有孕育史，又连续两年以上未再受孕的情况。不孕症发病率的递增趋势可能与晚婚晚育、人工流产、性传播疾病等相关。

取穴

内分泌、内生殖器、肾、皮质下、肝、心、神门等反射区。

按摩手法

每次取2～4个穴位，将1粒王不留行籽、莱菔子或磁珠，置于0.5厘米×0.5厘米的方形胶布上，找准穴位，贴敷于耳穴上。用食、拇指捻压，至耳部感觉酸胀麻木为佳，每日按压5～7次。每次贴一侧耳，两耳交替进行，每次贴敷2天，夏季可1天更换1次，10次为一个疗程（见右上图）。

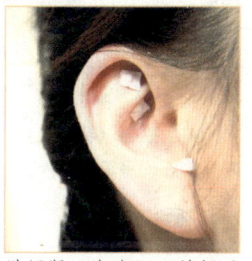

贴压肾、内分泌、神门反射区

国医小课堂

预防不孕症的措施

◎有病早治，预防为先。如女性患盆腔炎、男性患睾丸炎等，应及时彻底治疗。

◎高龄者或结婚数年未孕者，应保持心情开朗，减少精神紧张。

◎避免接触放射性、有毒物质，不从事高温工作等，以减少不孕症的发生。

阳痿

阳痿是指在有性欲的状态下,阴茎不能勃起进行正常性交;或阴茎虽能勃起,但不能维持足够的时间和硬度,无法完成正常性生活。

有关调查表明,在成年男性中约有11.4%的人发生过阳痿。阳痿的发生率随年龄的增长而上升。男性在50岁以后,不少人会出现阳痿;到65～70岁时,阳痿的发生则达到高峰。

电测

内生殖器(精宫)穴、盆腔穴、前列腺穴、尿道穴、肾穴、睾丸穴、内分泌穴均呈阳性反应。

取穴

肾、肝、脾、内生殖器、神门、内分泌、皮质下等反射区。

按摩手法

1. 每次选用2～3个穴位,将1粒王不留行籽或莱菔子,置于0.5厘米×0.5厘米的方形胶布上,贴敷于耳穴上,每日自行用拇指和食指不定时按压,至酸胀麻木或疼痛为佳。每次贴一侧耳,两耳交替进行,每次贴敷2天。
2. 指按内生殖器、肾、神门反射区各50次。10次为一个疗程,连续治疗2个疗程后,如症状明显好转,可逐渐减少操作次数为原来的一半。症状完全消失后,仍须巩固1～2个疗程,以免复发(见右图)。

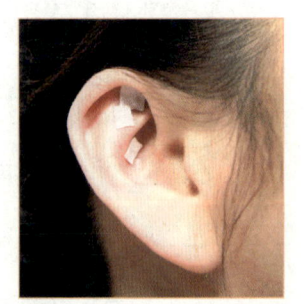

贴压内生殖器、神门、肾反射区

遗精

遗精是指不因性生活或手淫等其他直接刺激而发生精液自发外泄的一种现象。其中因夜梦而遗精的称为"梦遗"或"滑精"。一般体格健壮的男性，每月遗精1~2次属正常现象，即精满自溢，不属病态。

取穴

肝、肾、膀胱、肾上腺、内生殖器、内分泌、神门、尿道、盆腔等反射区。

按摩手法

每次选用2~3个穴位，将王不留行籽置于0.5厘米×0.5厘米的方形胶布上，贴敷于耳穴上，用拇指和食指做不定时按压，至酸胀麻木或疼痛为佳。每次贴一侧耳，两耳交替进行，每次贴敷2天，10次为一个疗程，连续治疗2个疗程后，症状可明显好转。可用绿豆、白芥子、小米粒、莱菔子、磁珠代替王不留行籽进行按摩（见右上图）。

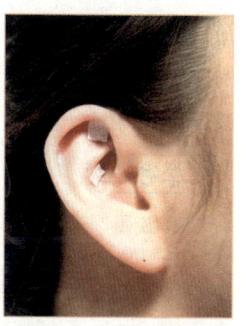

贴压肝、内生殖器反射区

国医小课堂

缓解遗精发生的方法

经常保持轻松、愉快的情绪，对于缓解遗精病症很重要。同时要注意生活中的细节，如衣裤应稍宽松些，夜晚不要进食过饱，睡前用温水洗脚等，养成良好的卫生习惯。

性冷淡

性冷淡是指女性对房事没有兴趣，行房事时不能进入性高潮的妇科病症。性冷淡症多是由心理障碍、情绪抑制、恐惧、精神紧张等因素导致的。其主要临床表现有性欲冷淡、精神萎靡不振、记忆力减退、腰酸乏力、乳房萎缩、毛发脱落、性情急躁等。

取穴

肾、肝、脾、内生殖器、神门、内分泌、皮质下等反射区。

按摩手法

每次选用2～3个穴位，将王不留行籽、磁珠或莱菔子，放于0.5厘米×0.5厘米的胶布上，贴敷于耳穴上，用拇指和食指按揉6～8次，至有酸胀麻木或疼痛感为佳。每次贴一侧耳，两耳交替，每次贴敷2天，10次为一个疗程，连续治疗2个疗程后，如症状明显好转，可逐渐减少操作次数至原来的一半。症状完全消失后，仍须巩固1～2个疗程，以免复发（见右上图）。

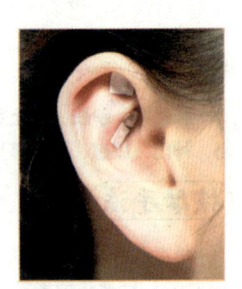

贴压肝、肾、内生殖器反射区

国医小课堂

缓解性冷淡的措施

◎饮食要营养丰富，适量选食一些具有补肾强欲功效的食物，如韭菜、胡萝卜、狗肉、羊肉、河虾、甲鱼、乌贼蛋等。
◎改善性生活环境，力求暖和、舒适、安宁。
◎保持愉快的心情，治疗期间必须节制性生活。

早泄

早泄是男性性功能障碍的一种，通常指男性的性交时间短于2分钟，提早射精而出现的性交不和谐障碍。导致早泄的原因主要可以分为心理和生理两大因素。

取穴

外生殖器、内生殖器、肝、额、肾、心、皮质下、神门等反射区。

按摩手法

每次选2～3个反射区，将绿豆、莱菔子或王不留行籽，用0.5厘米×0.5厘米的伤湿止痛膏贴于耳部相关穴位处，每次按压1～2分钟，每天按压6～8次，手法由轻到重，以有热胀痛感且能忍受为度。此间，大多数患者的症状会缓解或消失，应常按压以巩固疗效，两耳交替进行（见右图）。

贴压额、肾、心反射区

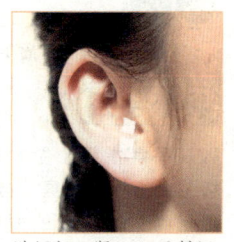

国医小课堂

预防早泄的方法

◎养成起居有常、房事有节的生活规律，以免损伤阴精、内扰精室而导致早泄。

◎加强体育锻炼，注意劳逸结合、情绪舒畅，以免损伤心脾，导致早泄。

◎夫妻双方要正确掌握有关性知识。

肾保养

中医学认为肾主藏精,主生长发育和生殖,为一身之本,因此应注重肾的保养。肾开窍于耳,所以经常按摩耳部可起到健肾养身的作用。

肾虚症状主要有腰酸腿软、口干、烦躁、手脚心发热、汗多、腰部冷痛、手脚凉、尿频等;另外,还可能出现容易疲倦、气短、舌淡,男性患者易滑精或早泄,女性患者易白带清稀、月经不调。

取穴

神门、腰椎、皮质下、肾、内生殖器、膀胱等反射区。

按摩手法

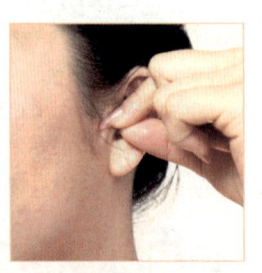

1.双手食指放于左右耳屏内侧后,用食指、拇指提拉耳屏,自内向外提拉,提拉由轻到重,牵拉的力量以不感到疼痛为限,每次3～5分钟(见右图)。

2.用双手把两耳朵由后向前扫,这时会听到"嚓嚓"的声音。每次20下,每日数次,只要长期坚持,强肾健身疗效显著。

用食指和拇指自内向外提拉耳屏

3.两手食指伸直,分别插入两个耳孔中,旋转180°。往复3次后,立即拔出,耳中会有"叭叭"鸣响。一般拔3～6次。此法可促使听觉灵敏,并有健脑的功效。

4.双手握空拳,以拇指、食指沿耳轮上下来回推摩,直至耳轮充血发热。此法有健脑、强肾、聪耳、明目之功,可防治阳痿、尿频、便秘、腰腿疼痛、颈椎病、心慌、胸闷、头痛、头昏等疾病。

5.双手掌心摩擦发热后,向后按摩耳正面,再向前按摩耳背面,按摩5～6次。此法可疏通经络,对肾脏及全身脏器均有保健作用。

孕产期保健

妊娠呕吐

妊娠呕吐,中医又称妊娠恶阻。孕妇恶心、呕吐,主要是增多的雌激素对胃肠内平滑肌的刺激作用所致。妊娠呕吐的主要症状表现为女性在怀孕初期,食欲不振,有轻度恶心、呕吐等现象,不影响饮食和工作,则属于正常生理反应,到妊娠第3个月能自然消失,故无须治疗。

取穴

神门、交感、皮质下、脾、贲门、食道、胃、肠、肝等反射区。

按摩手法

将绿豆置于0.5厘米×0.5厘米的胶布中间,定准穴位,将放置有绿豆的胶布对准穴位贴压,每次选3~4个穴位,每天每穴按压6~8次,按摩以局部有酸胀痛感为宜。可贴压2~3天更换1次,夏季可1天更换1次。皮肤敏感者使用时应随时观察,如有不适应及时拿掉(见上图)。

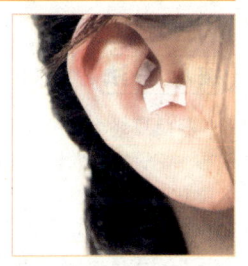

贴压贲门、胃、肝反射区

国医小课堂

防止孕妇呕吐的措施

孕妇应保持心情舒畅,居室尽量布置得清洁、安静、舒适,避免异味刺激。呕吐后应立即清除呕吐物,以避免再次受刺激,并用温开水漱口,保持口腔清洁。平时可少食多餐,多吃水果。呕吐较严重者,可在口中含生姜1片,以止呕。

胎位不正

胎位是指胎儿在子宫内的位置。胎儿出生前在子宫里的姿势非常重要,关系到孕妇是顺产还是难产。子宫内的胎儿是浸泡在羊水中的,由于胎儿头部比胎体重,所以胎儿多是头下臀上的姿势。

取穴

内生殖器、神门、臀、交感、皮质下、腹、肝、脾、肾等反射区。

按摩手法

将绿豆或小米粒置于0.5厘米×0.5厘米的胶布中间,定准穴位,将置有绿豆的胶布对准穴位贴压,每次选3~4个穴位,每天每穴按压6~8次,每次按摩以局部有酸胀痛感为宜,可贴压2~3天更换1次,夏季可1天更换1次。皮肤敏感者使用时,应随时观察,如有不适应及时拿掉(见右上图)。

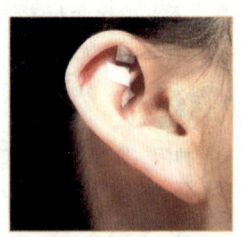

贴压内生殖器、神门、臀反射区

国医小课堂

孕妇养胎的注意事项

◎孕妇不宜久坐久卧,要增加散步、揉腹、转腰等轻柔的活动。
◎胎位不正是常事,而且完全能校正,孕妇不必焦虑愁闷。如果情绪不好,不利转变胎位。
◎忌食寒凉性及胀气性食物,如西瓜、山芋、豆类、奶类等。
◎大便要畅通,最好养成每日排便的习惯。

产后少乳

产后少乳是指哺乳期间，哺乳妈妈的乳汁分泌量较少或全无，不能满足乳儿的需要。奶水的多少和精神状态密切相关。精神过度紧张、忧虑、悲伤、愤怒或惊恐，都会影响乳汁的分泌。如果奶水少，孩子不够吃，妈妈千万不要着急，着急只会适得其反。气血虚少型患者可兼见乳汁清稀、面色苍白、饮食减少等症状。

取穴

心、神门、内分泌、脾、胃、肝、肾、皮质下等反射区。

按摩手法

每次取2~4个穴位，将1粒王不留行籽或莱菔子，置于0.5厘米×0.5厘米的方形胶布上，定准穴位，贴敷于选定的耳穴上，用食、拇指捻压至酸胀麻木或疼痛为佳，每日按压4~6次。每次贴一侧耳，两耳交替进行，每次贴敷2天，夏季可1天更换1次，10次为一个疗程（见右上图）。

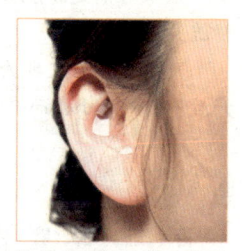

贴压内分泌、脾、肝反射区

国医小课堂

改善产后少乳的方法

◎按时喂奶，正常足月产儿产后8~12小时可开始喂奶，早产儿可延迟至16~24小时。每次哺乳持续15~20分钟即可。
◎在饮食方面，要多食易消化、营养丰富和含钙较多的食物，如鱼、肝、骨头汤等。

产后尿频

产妇如在产褥期不能很好地恢复身体，致使膀胱底部失去支持，受腹压影响，再加上产后过早参加体力劳动，会使膀胱逐渐下垂，从而形成产后尿频。

许多人认为尿频不是一种疾病，尤其是许多生育过的女性认为生完小孩多少会有尿频的问题，其实这是个错误的观念。因为这一症状可能是膀胱炎、早期癌症的征兆，也可能是患了间质性膀胱炎。

产后尿频多表现为小便次数增多，甚至日夜排尿数十次，或产后不能约束小便而自遗。

取穴

肾、膀胱、肺、脾、内分泌、神门、皮质下、敏感点等反射区。

按摩手法

每次选3~4个穴位，用王不留行籽、磁珠或绿豆贴压，将橡皮膏剪成0.5厘米×0.5厘米的方形，将1粒王不留行籽置于橡皮膏上，确定穴位，将橡皮膏贴压固定于所取穴位处，用拇指和食指分别对称地捏揉，揉压耳穴贴压物，至自感耳压部有痛感、耳郭发热为度，两耳交替进行。患者每天按压5~8次，每次按摩以局部有酸胀痛感为宜。隔两天粘贴1次，10次为一个疗程（见右图）。

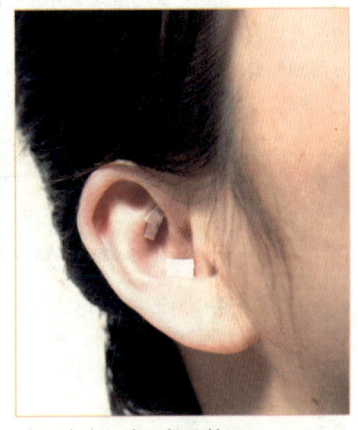

贴压膀胱、肺、肾反射区

□其他常见不适

胸闷

胸闷是一种主观感觉,即呼吸费力或气不够用。它可能是身体器官的功能性表现,也可能是人体发生疾病的最早症状之一,病因不一样,治疗也不一样,后果随之也不一样。

胸闷症状有轻有重,轻者没有什么感觉;重者则觉得难受,似乎被石头压住胸膛,甚至有呼吸困难等情况。

取穴

心、神门、耳尖、内分泌、肾、肺、皮质下等反射区。

按摩手法

1. 清洁耳部后,由下向上轻揉耳郭5~8次,按摩力度要有渗透力,以局部有轻痛感为宜。
2. 点揉心、神门反射区,逐渐用力按摩10~20次,以能耐受为度,双耳交替按摩(见右图)。
3. 按揉耳尖、内分泌反射区3~5分钟,反复3次,至有热胀感为宜。
4. 按揉肾、肺、皮质下反射区各3分钟,按揉速度不宜过快。
5. 用拇指和食指反复轻揉上述重点反射区5~10次,力度先由轻到重,再由重到轻,最后缓慢结束。

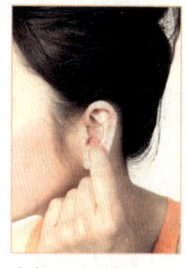

点揉心反射区

国医小课堂

胸闷患者的注意事项

胸闷是心绞痛的主症之一,经常发生胸闷的患者一定要准备急救药物,如硝酸甘油等。

87

呕吐

呕吐是消化系统常见症状之一，主要是由胃失和降、气逆于上所致。呕吐发病时，食物或痰涎等由胃中上逆而出，胃内容物返入食管，经口吐出。呕吐分为三个阶段，即恶心、干呕和呕吐，但有些呕吐无恶心或干呕的症状。

取穴

胃、脾、贲门、食道、交感、神门、胰胆、肝、十二指肠、皮质下等反射区。

按摩手法

将莱菔子或王不留行籽置于0.5厘米见方的胶布中间，定准穴位，将放置有莱菔子的胶布对准穴位贴压，每次选3～4个穴位，每天每穴按压5次，每次按摩以局部酸胀痛感为宜。可贴压2～3天更换1次。夏季可1天更换1次，皮肤敏感者使用时应随时观察，如有不适应及时拿掉（见右上图）。

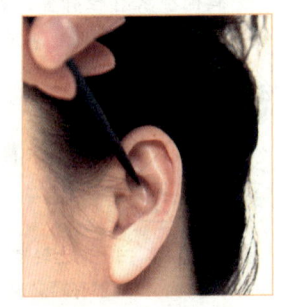

点按胰胆反射区

国医小课堂

缓解呕吐的妙方

◎甘蔗汁1小杯，生姜汁1汤匙，混匀后加热饮服，每日2次。适用于反胃吐食或干呕不止。

◎鸡蛋2个，白糖5克，米醋100克，混匀煮沸，每日1次，用于止吐，效果明显。

自汗、盗汗

不因外界环境影响，日间时时出汗，活动后更甚者为自汗；睡时汗出，醒后汗止者为盗汗，又称寝汗。

自汗、盗汗是由于阴阳失调、腠理不固，导致汗液外泄的病症。自汗主要属肺部气虚不固或营卫不和；盗汗属阴虚火旺或心脾两亏的心液不藏。自汗、盗汗者多内虚，因此平时一定要注意劳逸结合，同时多锻炼身体。

取穴

肺、肾、脾、胃、肾上腺、交感、皮质下等反射区。

按摩手法

耳郭局部消毒，将1粒莱菔子、六神丸或王不留行籽置于0.5厘米见方的胶布中间，找准穴位，将胶布对准穴位贴压，每次选3~4个穴位，以肺、肾、脾为主，两耳交替进行（见右图）。

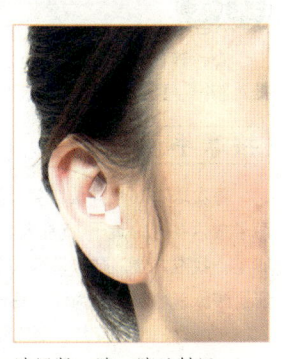

贴压肾、脾、肺反射区

国医小课堂

减少自汗、盗汗的措施

◎汗出之时，易感外邪，故当避风寒，以防感冒。
◎汗出之后应及时擦拭。
◎出汗多者，应常更换内衣，以保持衣服、卧具的干燥清洁。

腰酸背痛

腰酸背痛是一种常见疾病，以中老年多见。导致腰酸背痛的主要原因是腰椎的退行性改变和慢性肌肉劳损，还有不良的站、坐等工作姿势给人体背部的椎间盘不同的压力造成的。

腰酸背痛主要表现为腰背部的酸胀、疼痛，久坐伏案工作、遇冷、劳累后疼痛加重。

取穴

心、神门、肾、内分泌、肝、胆、枕、颈椎、胸椎、腰骶椎等反射区。

按摩手法

每次取2~4个穴位，将1粒王不留行籽、莱菔子或六神丸，置于0.5厘米×0.5厘米的方形胶布上，找准穴位，贴敷于耳穴上。用食、拇指捻压至酸胀麻木或疼痛为佳，每日按压4~6次。每次贴一侧耳，两耳交替，每次贴敷2天，10次为一个疗程（见上图）。

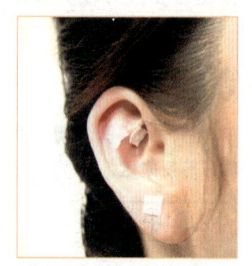

贴压肾、枕、腰骶椎反射区

国医小课堂

缓解腰酸背痛的妙方

◎定时改变工作时的坐姿。长期从事伏案工作的人，经常伸伸懒腰，能改善腰部肌肉僵硬状况。

◎夏季天热时，空调冷风不宜正对着背部吹，否则容易导致背部肌肉僵硬。

免疫力低下

免疫力是人体自身的防御机制，是人体识别和消灭外来病毒、细菌，处理衰老、死亡的自身细胞及识别和处理体内异常细胞的能力。在同样的环境下，为什么有的人生病，有的人安然无恙？这是因为不同的人免疫力不同。

当人体免疫功能失调，或者免疫系统不健全时，免疫系统不能正常发挥保护作用，就易被细菌、病毒、真菌等感染，引起感冒、扁桃体炎、哮喘、支气管炎等疾病。

取穴

心、神门、内分泌、脾、胃、肝、胆、肾等反射区。

按摩手法

每次取3～4个穴位，将1粒莱菔子或王不留行籽，置于0.5厘米见方的方形胶布上，找准穴位，贴敷于耳穴上，用食、拇指相对用力捻压，至耳部酸胀麻木或疼痛为佳，每日按压6～8次。每次贴一侧耳，两耳交替，每次贴敷2天，夏季1天更换1次，10次为一个疗程（见右上图）。

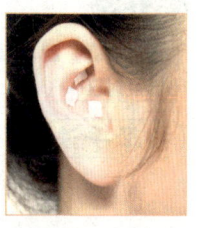

贴压脾、心、肾反射区

国医小课堂

提高免疫力的方法

营养充足均衡，多喝水、多运动、多休息，少吃甜食、少油脂、少喝酒，接近大自然，多笑一笑，都是增强免疫力的好方法。

疝气

疝气的形成和患者的体质有很大关系。中医认为，疝气是由小孩发育不健全、老年人体质虚弱或中气不足等导致气血运行受阻、不畅、滞留，腹腔内产生负压，使得腹腔内气压增大，迫使腹腔内的游离脏器突出。

疝气的主要症状为在腹股沟区看到或摸到肿块，伴有腹胀、腹痛、便秘、营养吸收不良、易疲劳、体质下降等。

取穴

肾、肝、脾、腹、内生殖器、神门、内分泌等反射区。

按摩手法

每次选用2~3个穴位，将王不留行籽、磁珠或莱菔子，放于0.5厘米×0.5厘米的胶布上，贴敷于选定的耳穴上，用拇指和食指相对挤压

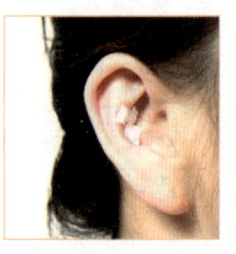

贴压腹、脾、肝反射区

或不定时按揉，至酸胀麻木或疼痛为佳。每次贴一侧耳，两耳交替进行，每次贴敷1~2天，2次间隔1天，10次为一个疗程（见右上图）。

国医小课堂

减少疝气发作的饮食方案

少吃易引起便秘及腹内胀气的食物，如煮食的鸡蛋、红薯、啤酒、碳酸气泡饮料等；多吃高纤维食物，如谷物、麸皮及未加工的水果和蔬菜等。